SABRINA WOLF

Unwetter im Kopf – mein Leben mit Migräne

GOLDMANN

Buch

Migräne ist laut WHO eine der am stärksten einschränkenden Erkrankungen des Menschen und wird gleichzeitig in vielen Teilen der Gesellschaft nicht ernst genommen. »Kopfschmerzen? Die hat doch schließlich jeder mal!«

Sabrina Wolf lebt seit über 10 Jahren mit den chronischen Schmerzattacken und hat ihren eigenen Weg gefunden, damit umzugehen und Symptome zu lindern. In ihrem Buch teilt die Mentaltrainerin ihre Geschichte sowie Strategien für den Akutfall und die Vorbeugung von Migräneschüben. Ihr ganzheitlicher Ansatz bietet Hilfestellung und macht Betroffenen Mut.

Autorin

Sabrina Wolf hat Migräne seit ihrer Pubertät. Die Krankheit begleitet sie durch ihr Leben, mit 26 Jahren wurde sie chronisch. 2018 hat Sabrina Wolf den ersten deutschen Migräne-Podcast »Unwetter im Kopf« gegründet und 2019 den dazugehörigen Instagram-Account @unwetterimkopf, der inzwischen einer der größten Migräne-Accounts in der DACH-Region ist. Sie arbeitet als Personalreferentin und gibt nebenberuflich Kurse als Entspannungstrainerin und Yoga-Lehrerin. Seit 2022 ist sie Vizepräsidentin der MigräneLiga e. V. Deutschland.

Sabrina Wolf

Unwetter im Kopf

Mein Leben mit Migräne

Was mir wirklich geholfen hat,
sie zu verstehen, anzunehmen
und mit ihr zu leben

GOLDMANN

FSC
www.fsc.org
MIX
Papier | Fördert gute Waldnutzung
FSC® C014496

Penguin Random House Verlagsgruppe FSC® N001967

2. Auflage
Originalausgabe Februar 2025

Neumarkter Str. 28, 81673 München
produktsicherheit@penguinrandomhouse.de
(Vorstehende Angaben sind zugleich Pflichtinformationen nach GPSR)

Redaktion: Angelika Lieke
Umschlag: Uno Werbeagentur, München
Umschlagmotiv: © FinePic®, München
Satz: Buch-Werkstatt GmbH, Bad Aibling
Druck und Bindung: GGP Media GmbH, Pößneck
Printed in Germany
CH · CB
ISBN 978-3-442-18019-6

www.goldmann-verlag.de

Für
Mama & Papa

Inhalt

Vorwort

»Finden wir uns mit der Welt ab,
wie sie eben ist, oder arbeiten wir für die Welt,
wie sie sein sollte?«[1]

Als ich diesen Satz in Michelle Obamas Biografie las, konnte ich mich sofort damit identifizieren. Denn auch ich arbeite auf ein Ziel hin. Jeden Tag setze ich mich dafür ein, dass Migräne in der Gesellschaft endlich als das gesehen wird, was sie ist: eine komplexe neurologische Erkrankung. Ich möchte mich nicht damit abfinden, dass betroffenen Menschen häufig nicht geglaubt wird, wenn sie über starke Schmerzen klagen – nur, weil ihre Erkrankung nicht (immer) sichtbar ist. Da ich selbst seit vielen Jahren mit Migräne lebe, weiß ich, wie viele Herausforderungen diese Krankheit mit sich bringt, ein Leben mit Migräne ist alles andere als leicht. Auch möchte ich mich nicht damit abfinden, dass Menschen mit Migräne in zahlreichen Fällen medizinisch unterversorgt sind, obwohl die Krankheit so viele betrifft. Aus diesen Gründen engagiere ich mich dafür, dass sich an dieser Situation etwas ändert.

Ich möchte dich dabei unterstützen, zur Expertin oder zum Experten *deiner* Migräne zu werden und einen Umgang mit ihr zu finden. Indem du dieses Buch in den Händen hältst, hast du bereits den ersten Schritt getan. Über Migräne aufzuklären, schaffe ich jedoch nicht allein, sondern nur gemeinsam mit dir und vielen anderen der fast 18 Millionen Betroffenen allein in Deutschland. Deshalb möchte ich dich dazu ermutigen, für dich einzustehen und über deine Krankheit zu sprechen.

Ich selbst habe mich jahrelang viel zu wenig mit Migräne auseinandergesetzt, obwohl sie mein Leben jeden Tag in unterschiedlicher Weise beeinflusst. Doch wenn ich dir eine Erkenntnis mitgeben kann, die ich in den letzten Jahren gewonnen habe, dann ist es diese: Du selbst musst die Verantwortung für deine Gesundheit übernehmen. Diese Verantwortung nimmt dir niemand ab – kein Familienmitglied, niemand im Freundeskreis, keine Ärztin und kein Apotheker. Damit du diesen Schritt gehen kannst, sind jedoch vor allem zwei Dinge als Grundlage wichtig: ausreichendes Basiswissen und aktuelle Informationen.

Man könnte eigentlich denken, dass es im Zeitalter des Internets einfach ist, sich Informationen zu beschaffen und Wissen anzueignen. Doch nicht immer sagt das Internet die Wahrheit und nicht jede Quelle ist seriös. Wie viele »gut gemeinte« Ratschläge hast du in deinem Leben schon bekommen und wie oft wurde dir bereits versprochen, dass Maßnahme XY deine Migräne für immer heilt? Ich selbst habe mich viel zu lange zu unzähligen angeblich hilfreichen Prozeduren überreden lassen. Geholfen haben die meisten nicht, gekostet haben sie dafür umso mehr.

Ich möchte dir mit diesem Buch zeigen, dass du nicht allein und schon gar nicht schuld an deiner Krankheit bist. Das Ziel ist, dir Wissen rund um Migräne mitzugeben und gleichzeitig Möglichkeiten aufzuzeigen, wie du einen guten Umgang mit Migräne findest und deine Selbstwirksamkeit stärken kannst. Ergänzend dazu erzähle ich dir meine Geschichte und teile meine Erfahrungen mit dir – es wird also an der ein oder anderen Stelle sehr persönlich, aber vielleicht erkennst du dich auch in manchem wieder.

Migräne ist eine derzeit unheilbare Krankheit, aber eine, die gut behandelbar ist. Ich würde dir an dieser Stelle gerne etwas anderes sagen. Wenn ich versprechen würde, dir mit diesem Buch zur Heilung zu verhelfen, würde es sich wahrscheinlich sehr viel besser verkaufen – und es wäre ziemlich unseriös. Dennoch ist Aufgeben niemals eine Option. Es gibt viele Maßnahmen, die du ergreifen kannst – auch ohne Medikamente –, die das Leben mit Migräne angenehmer machen und sowohl die Häufigkeit von Migräneattacken als auch ihre Stärke oder Dauer reduzieren können.

Durch meine eigene Krankheit sowie meine Arbeit auf Social Media habe ich mir enorm viel Wissen aneignen dürfen und dieses Wissen gebe ich nicht nur in meinem Podcast »Unwetter im Kopf« und meinem Instagram-Account @unwetterimkopf, sondern nun auch in diesem Buch weiter. Alles, was ich auf den folgenden Seiten zur Therapie von Migräne schreibe, ist wissenschaftlich haltbar und orientiert sich an der Leitlinie zur »Therapie der Migräneattacke und Prophylaxe der Migräne«, welche die Deutsche Gesellschaft für Neurologie (DGN) gemeinsam mit der Deutschen Migräne- und Kopfschmerzgesellschaft (DMKG) veröffentlicht hat. Alle Inhalte sind von mir nach bestem Wissen und Gewissen recherchiert worden. Die zugehörige Literaturliste findest du im hinteren Teil des Buches, ebenso wie weiterführende Links.

Dennoch ersetzt dieses Buch – ebenso wenig wie mein Podcast oder Instagram-Account – keine medizinische Beratung oder Untersuchung. Gerade in unserer heutigen schnelllebigen Welt können sich Therapieansätze immer wieder ändern und ich kann an dieser Stelle keine Vollständigkeit garantieren. Solltest du im Buch von Verfahren oder Medikamenten lesen, die dich interessieren, dann sprich bitte mit deiner Ärztin oder deinem Arzt, ob diese für dich persönlich infrage kommen.

Mein Wissen aus meiner zehnjährigen beruflichen Beschäftigung mit Entspannungs- und Mentaltraining fließt vor allem im letzten Teil des Buches mit ein, denn ich weiß, wie wichtig Bewältigungsstrategien, psychische Widerstandsfähigkeit, Selbstfürsorge und Achtsamkeit im Zusammenhang mit Schmerzerkrankungen sind. Sie machen uns das Leben – und besonders die schweren Tage – ein wenig leichter.

Dieses Buch ist mein Herzensprojekt, ich habe es für dich als Unterstützung auf deinem Weg mit Migräne geschrieben und wünsche dir viel Freude beim Lesen ♡.

Hinweis: Ich spreche in diesem Buch alle Menschen an und schließe alle ein. Daher verzichte ich bewusst auf die Verwendung des generischen Maskulinums. Wenn ich ein Buch über eine Erkrankung sowie Behinderung (und das ist Migräne) schreibe, ist es mir wichtig, eine inklusive und respektvolle Sprache zu verwenden. Wann immer es möglich ist, verwende ich eine neutrale Formulierung. Eine gendergerechte Sprache fordert allerdings manchmal Kompromisse und kann nicht immer perfekt angewendet werden. Das mag am Anfang vielleicht etwas ungewohnt sein, aber unser Gehirn ist ein wahres Wunderwerk und gewöhnt sich schnell daran.

KAPITEL 1

Migräne – die Krankheit

Die wahrscheinlich älteste Beschreibung einer Migräneattacke findet sich auf einer ägyptischen Papyrusrolle, die aus dem letzten Viertel des 16. Jahrhunderts v. Chr. stammt.[2] Migräne ist demnach keine Erkrankung, die sich erst in den letzten Jahrzehnten entwickelt hat – es gibt sie schon sehr lange. Aktuell leiden in Deutschland fast 18 Millionen Menschen darunter. Dabei sind Frauen etwa doppelt so häufig betroffen wie Männer und auch Kinder können Migräne haben.[3]

Migräne ist eine neurologische Erkrankung, deren Ursache komplex ist. Meist zeichnet sie sich durch wiederkehrende Attacken aus, die zwischen vier und 72 Stunden andauern. Dabei treten pulsierende oder pochende starke Kopfschmerzen auf, die meist halbseitig sind. Diese Kopfschmerzen können sich schon durch moderate körperliche Anstrengung, wie beispielsweise Treppensteigen, verschlimmern.

Eine Migräneattacke wird häufig von weiteren Symptomen begleitet, die zusätzlich zu den normalerweise starken Kopfschmerzen auftreten: Übelkeit, Erbrechen, Geräusch- und Lichtempfindlichkeit, aber auch Geruchsempfindlichkeit,

Durchfall oder Schwindel. Die Kombination all dieser Symptome zeigt, dass Migräne weit mehr ist als »nur« Kopfschmerzen. Und: Migräneattacken können sogar ganz ohne Kopfschmerzen auftreten.

Die Weltgesundheitsorganisation (WHO) zählt schwere Migräne zu einer der Krankheiten, die am meisten behindern.[4] Sie kann die Lebensqualität enorm einschränken und die alltägliche Lebensführung behindern. Aber nicht nur für die Menschen mit Migräne bringt die Krankheit große Herausforderungen mit sich, sondern auch für deren Umfeld.

In diesem Kapitel erzähle ich dir meine persönliche Migränegeschichte und wir werfen gemeinsam einen Blick auf die Grundlagen rund um die Migräneerkrankung.

Mein Unwetter im Kopf

Meine erste Migräneattacke hatte ich mit ungefähr 16 Jahren und ich erinnere mich noch genau, wie ich morgens aufwachte und sofort wusste, worum es sich handelte. Schon während des Aufwachens bohrte sich der beinahe unerträgliche Kopfschmerz wie mit einem Messer in meine linke Schläfe. Zusätzlich war mir furchtbar übel. Das Tageslicht, das mein Zimmer durchflutete, konnte ich nicht ertragen, ich wollte einfach nur in Dunkelheit und Stille in meinem Bett liegen. Selbst der Gesang der Vögel draußen im Garten, den ich durch das geschlossene Fenster nur leise wahrnahm, war mir zu laut.

Es war ein Samstagmorgen und meine Mama musste für

mich an diesem Tag meinen Reitunterricht absagen, weil ich nicht einmal aufstehen konnte. Es war tatsächlich meine erste »richtige« Migräneattacke, sie liegt heute über zehn Jahre zurück. Ich konnte damals recht schnell kombinieren, worum es sich bei diesen Symptomen handelte. Es waren nämlich genau die gleichen, die meine Mama mir beschrieb, wenn sie sich bei einer ihrer eher selten auftretenden Migräneattacken in ihr dunkles Schlafzimmer zurückzog.

Schon als Kleinkind hatte ich oft mit Übelkeit und Bauchschmerzen zu kämpfen und als Schulkind quälten mich später häufig Kopfschmerzen. Ich erinnere mich an einen Moment, als meine Oma mir über dem Waschbecken in ihrer Küche die Haare wusch und sagte: »Diese Haare sind so schwer. Wären meine Haare so schwer, dann hätte ich auch Kopfschmerzen.« Es war demnach nicht erst seit meiner Pubertät ein Thema, sondern schon Jahre früher. Eine Diagnose wurde jedoch nie gestellt.

Da mich die Attacken mit den Eigenschaften, wie sie als Migräneattacken beschrieben werden, von diesem Zeitpunkt an regelmäßig heimsuchten, setzte sich meine Mama eines Tages mit mir an den Küchentisch und gemeinsam beantworteten wir sämtliche Fragen irgendwelcher Kopfschmerztests aus dem Internet. Auch wenn die Symptome ziemlich eindeutig waren, versuchten wir noch einmal zu recherchieren und herauszufinden, ob es sich tatsächlich um Migräne handelte.

Die meisten dieser Tests unterschieden zwischen Spannungskopfschmerzen, Migräne und Clusterkopfschmerzen – aber natürlich wurde hier nur eine kleine Auswahl der

367 Kopfschmerzarten abgedeckt. Da jedoch Spannungskopfschmerzen und Migräne die Kopfschmerzarten dominieren, ist diese Auswahl für mich auch sehr gut nachzuvollziehen. Dennoch tut es mir für all die Menschen leid, die unter einer weniger verbreiteten Kopfschmerzform leiden und damit noch mehr Schwierigkeiten mit der Diagnose haben. Für mich war das Ergebnis bei den Tests jedenfalls eindeutig: Migräne.

Es folgte der Gang zu einer Neurologin, die bei mir dann schlussendlich Migräne auch »offiziell« diagnostizierte, mich zum MRT sowie EEG schickte und mir ein Kopfschmerztagebuch in die Hand drückte. Sie erklärte mir, dass Ausdauersport und Entspannungstraining vorbeugend wirken können, und empfahl mir ein Präparat, das hoch dosiertes Magnesium kombiniert mit Riboflavin (Vitamin B_2) und Coenzym Q10 enthielt. Da ich mit Übelkeit und Erbrechen während der Attacken zu kämpfen hatte, schrieb sie mir darüber hinaus ein Triptan in Form eines Nasensprays auf, das ich im Akutfall nehmen konnte und das – im Gegensatz zu den Tabletten – auch drinblieb. Jedoch hatte ich davon recht starke Nebenwirkungen und konnte dem Schulunterricht nach der Einnahme genauso wenig folgen wie während einer Migräneattacke.

Relativ schnell war ich frustriert, denn Ausdauersport machte mir überhaupt keinen Spaß, Entspannungstraining war für mich damals als Jugendliche alles andere als »cool« und von dem hoch dosierten Magnesium bekam ich Magen- und Darmprobleme.

Rückblickend betrachtet machte die Neurologin mit ihren Empfehlungen dennoch vieles richtig, es war nur die grundsätzliche Aufklärung über die Erkrankung, die fehlte. Als sie mir dann bei einem der nächsten Termine den Wirkstoff Topiramat als medikamentöse vorbeugende Maßnahme verschrieb, setzte meine Mama sich an den Computer und googelte, um mehr über das Medikament herauszufinden. Ich stand zu diesem Zeitpunkt noch ganz am Anfang und hatte weder Ahnung, was Migräne für eine Erkrankung ist, noch wie man sie behandelt. Damals entschied ich mich zunächst gegen die medikamentöse Prophylaxe und für das Ausprobieren der nicht medikamentösen Maßnahmen. Und damit begann meine »Migräne-Reise« …

Auch wenn es mir keinen Spaß machte, versuchte ich es mit in Studien belegten Maßnahmen wie Ausdauersport und Entspannungstraining, das ich leider nicht besonders diszipliniert durchhielt. Zusätzlich suchte ich meinen Orthopäden, meine Zahnärztin, meinen Augenarzt und meine Frauenärztin auf. Ich wechselte zunächst mehrfach die Antibabypille, um sie dann schlussendlich ganz abzusetzen. Ich ging mehrmals zur Physiotherapie und bekam eine Schiene gegen mein nächtliches Zähneknirschen.

Durch Empfehlungen von Bekannten landete ich bei verschiedenen Heilpraktikerinnen, einem Osteopathen und später bei einer Osteopathin sowie einem traditionell chinesischen Mediziner. Ich nahm verschiedene Nahrungsergänzungsmittel ein, wechselte mein Kissen sowie meine Matratze im Bett, erprobte andere Ernährungsformen, ließ eine Atlaskorrektur (der Atlas ist der erste Wirbel der Halswirbelsäule und durch die Korrektur soll er in eine optimale Position gebracht werden) durchführen, ging zur Akupunktur, trank Unmengen an chinesischem Tee, verpasste mir Einläufe und Wechselduschen.

Ich probierte somit viele der sogenannten »unkonventionellen Maßnahmen« aus, von denen mir versprochen wurde, dass sie Migräne heilen würden, deren Wirksamkeit und Verträglichkeit jedoch bisher nicht bestätigt ist. Meine letzte Maßnahme in dieser Richtung war ein Migräne-Piercing. Davon rät die Deutsche Migräne- und Kopfschmerzgesellschaft (DMKG) allerdings ab[5] und auch der Verband professioneller Piercer (VPP) distanziert sich davon.[6] Da ich sowieso schon Piercings habe, trage ich jetzt ein schönes Schmuckstück mehr, das an meiner Migräne jedoch nichts geändert hat.

An irgendeinem Punkt habe ich dann eingesehen, dass ich selbst zur Expertin meiner Krankheit werden muss und nicht blind irgendwelchen Empfehlungen hinterherjagen kann. Andererseits stellte ich fest, dass es ohne die richtige medizinische Betreuung an meiner Seite nicht funktioniert. Mit dem Wissensstand, den ich heute habe, würde ich mit Sicherheit nicht mehr jeden Ratschlag annehmen und sämtliche Verfahren ausprobieren, die bei einer vernünftigen informierten Betrachtung der Sachlage überhaupt nicht wirksam sein können. Teilweise haben sie im Gegenteil nur Stress und Anstrengung mit sich gebracht.

Wie bereits erwähnt, ist Migräne nicht nur eine komplexe, sondern auch eine nach jetzigem Stand der Wissenschaft unheilbare Krankheit. Eine Tatsache, die für mich nicht einfach zu akzeptieren war – und das ist es mit Sicherheit für niemanden, der darunter leidet. Daher gibt es auch zu diesem Thema ein Extrakapitel in diesem Buch. Ich kann es sehr gut verstehen, dass man sich an jeden Strohhalm klammern möchte – schließlich habe auch ich es lange genug gemacht. Eine kleine

Stimme der Hoffnung flüstert immer: »Was, wenn es doch hilft?«

Wenn auch nicht heilbar, so ist Migräne jedoch eine Krankheit, die heute gut behandelbar ist. Und sie kann sich in ihrer Form und Intensität im Laufe des Lebens verändern. Und tatsächlich gibt es auch immer wieder Fälle, in denen die Migräne verschwindet.

Meine Migräne hat sich während der letzten Jahre auch immer wieder verändert, und nachdem sie zunächst immer schlimmer wurde, hat sie sich in den letzten Monaten zum Glück zum Positiven verändert.

Ich hatte in der Vergangenheit kaum einen migränefreien Monat, aber ich hatte eine meistens monatlich schwankende Anzahl von Migränetagen. Die Attacken überstand ich zu Beginn mit nicht verschreibungspflichtigen Schmerzmitteln und/ oder Schlaf und später mit Triptanen. Irgendwann wurden es jedoch immer mehr Migränetage pro Monat und mir wurde klar, dass ich an einem Punkt angekommen war, an dem es Zeit für eine medikamentöse Prophylaxe zur Vorbeugung von Migräneattacken war.

Meine jetzige Neurologin fand ich über einen Studienaufruf. Ich entschied mich letztlich zwar gegen die Studie, begann jedoch mit meiner ersten medikamentösen Prophylaxe. Es folgten einige weitere Medikamente zur Vorbeugung, die ich aus unterschiedlichen Gründen nicht weiter einnehmen konnte oder wollte. Im Sommer 2020, als ich meinen persönlichen Tiefpunkt erreicht hatte, war ich für drei Wochen in einer Schmerzklinik. Ich hatte 20 Migränetage im Monat und landete in jeder Periode im *Status migraenosus* (worum es sich dabei handelt, erkläre ich später noch). Auch Weihnachten verbrachte ich in diesem Jahr mit einem Status migraenosus und Kortisontabletten im Bett. Wenn ich mich nicht gerade mit Medikamenten sedierte, weinte ich fast durchgehend vor Verzweiflung und Zukunftsängsten.

Obwohl ich die Migräne grundsätzlich in meinem Leben akzeptiert hatte, war es für mich in dieser Zeit sehr hart zu ertragen, dass ich so stark beeinträchtigt war und solche Schmerzen mitsamt ihren Begleiterscheinungen aushalten musste. Im Januar 2021 saß ich weinend bei meiner Neurologin, da ich kurz vor dem Berufseinstieg stand. Inzwischen hatte ich zwar einen Grad der Behinderung zugesprochen bekommen, doch ich hatte trotzdem keine Ahnung, wie ich mit dieser Anzahl von Migränetagen in einem Unternehmen eine Probezeit überstehen sollte. Es folgte eine Kombination aus zwei Prophylaxemedikamenten, die zum ersten Mal wirklich eine Wirkung ohne einschränkende Nebenwirkungen zeigten und mit denen ich tatsächlich den Berufseinstieg und die Probezeit überstand. Unter anderem ließ ich ein Jahr lang alle drei Monate 31 Spritzen mit OnabotulinumtoxinA über mich ergehen, die wirklich alles andere als angenehm waren. Da die Wirkung der beiden kombinierten Medikamente nach einem Jahr langsam nachließ, bekam ich 2022 die CGRP-Antikörper als medikamentöse Prophylaxe, und damit fahre ich bisher sehr gut.

Ich habe unglaublich viel Lebensqualität zurückgewonnen. Dennoch ist es nie allein nur ein Medikament gewesen, es waren immer mehrere Faktoren, die zusammentrafen. Die Migränetherapie hat verschiedene Säulen und ich halte mich auch an die nicht medikamentösen vorbeugenden Maßnahmen. Wichtig war auch für mich das Verständnis, was Migräne wirklich ist und wie das Migränegehirn funktioniert – denn das ist abgesehen von all den Belastungen, die es mit sich bringt, ein wirklich spannendes Thema, auf das ich in den nächsten Kapiteln noch ausführlicher eingehen werde.

Ursachen – das besondere Gehirn

Migräne ist eine primäre Kopfschmerzerkrankung. Das bedeutet, dass die Kopfschmerzerkrankung die eigentliche Erkrankung ist.[7] Damit ist Migräne kein Symptom einer anderen Erkrankung und kann auch nicht durch eine andere Krankheit erklärt werden. Sie hat keine einzelne Ursache, sondern es sind viele Faktoren, die bei dieser komplexen Erkrankung relevant sind.[8]

Und was ist jetzt so interessant am Migränegehirn? Als Ursache für Migräne ist derzeit eine genetische Veranlagung bekannt, die sich darin äußert, dass das Gehirn zum einen besonders empfindlich gegenüber Reizen und zum anderen sehr aktiv ist. In vielen Familien leiden mehrere Mitglieder unter Migräne, aber auch das ist nicht immer der Fall.

Das Gehirn von Menschen mit Migräne nimmt Reize früher und schneller wahr und verarbeitet diese normalerweise auch sehr schnell. Dauert diese Reizverarbeitung jedoch zu lange an, kann die Energieversorgung der Nerven zusammenbrechen. Das führt dazu, dass Nervenzellen schmerzauslösende Botenstoffe freisetzen und der Migränekopfschmerz folgt.[9]

Die Schmerzklinik Kiel vergleicht das Migränegehirn mit einem Rennwagen – er ist um einiges schneller unterwegs als ein »normales« Auto, braucht aber auch öfter einen Boxenstopp. Aber selbst ein Mensch, der die genetische Veranlagung aufweist, muss nicht automatisch auch Migräneattacken bekommen. Dafür müssen verschiedene Auslöser aufeinandertreffen, die dann eine Migräneattacke zur Folge haben. Über die Auslöser sowie die Möglichkeiten zur Vorbeugung von Migräneattacken liest du im weiteren Verlauf des Buches noch mehr.

Zusammenfassend »tickt« das Migränegehirn also etwas anders, denn die Verarbeitung der Reize ist verändert. Das ist natürlich nicht immer ein Nachteil, sondern kann sich auch in einer schnelleren Auffassungsgabe oder verstärkten Wahrnehmung im Alltag zeigen.

In der Migräneforschung hat sich in den letzten Jahren schon einiges getan und ich habe große Hoffnung, dass die Zukunft noch einige positive Entwicklungen bereithält. Dennoch gibt es bisher kein Mittel, das mit Sicherheit und bei allen Menschen mit Migräne die Krankheit verschwinden lässt. Aber es gibt Maßnahmen, die dich dabei unterstützen können, die Zeiträume zwischen den einzelnen Migräneattacken zu verlängern und so insgesamt weniger Attacken ertragen zu müssen.

Die vier Phasen einer Migräneattacke

Wusstest du, dass eine Migräneattacke bereits vor den Kopfschmerzen beginnt? Lange wurde beispielsweise Schokolade als Auslöser von Migräneattacken aufgeführt. Dabei ist inzwischen bekannt, dass der Heißhunger auf Süßigkeiten – und bei manchen Menschen speziell Schokolade – bereits Teil der Attacke und nicht etwa die Süßigkeit selbst der Auslöser ist.

Meiner Erfahrung nach vielen Menschen eher bekannt ist hingegen die Aura. Bei Migräne mit Aura tritt die Aura bereits auf, bevor die Kopfschmerzen einsetzen. Sie zeigt sich in neurologischen Störungen, auf die ich weiter unten noch näher eingehen werde. Aber auch bei Migräne ohne Aura beginnt die eigentliche Migräneattacke bereits vor dem Einsetzen der pochenden oder pulsierenden Kopfschmerzen. Wie bereits erwähnt, können Migräneattacken sogar komplett ohne Kopfschmerzen verlaufen, das nennt sich »*migraine sans migraine*« oder »isolierte Aura ohne Kopfschmerz«.[10]

Phase 1: Prodromi

Ungefähr 30 Prozent der Menschen mit Migräne haben bereits bis zu drei Tage zuvor bestimmte Hinweissymptome. Diese Symptome können beispielsweise Heißhunger auf Schokolade oder herzhaftes Essen, aber auch ein Hochgefühl, häufiges Gähnen oder eine starke Müdigkeit sein. Oftmals wird diesen Symptomen die Schuld an den Migräneattacken gegeben, dabei sind sie lediglich Vorboten, sogenannte Prodromi.[11]

Phase 2: Aura

Mit ihren neurologischen Ausfällen – oft verbunden mit zusätzlichen Symptomen wie Flimmern vor den Augen oder Kribbeln in Armen und Beinen – ist die Aura ein klares Zeichen dafür, dass es sich bei Migräne um eine neurologische Erkrankung handelt. Obwohl nur ungefähr 15 bis 25 Prozent der Betroffenen neurologische Störungen zu Beginn einer Attacke haben, habe ich den Eindruck, dass die Aura in der Gesellschaft recht bekannt ist, wenn das Thema Migräne zur Sprache kommt. Diese neurologischen Symptome dauern in der Regel mindestens fünf Minuten und maximal eine Stunde an und können sich recht vielfältig zeigen, wie beispielsweise in einseitigen Gesichtsfeldausfällen, Flimmererscheinungen, Empfindungs- oder Sprachstörungen.[12]

Phase 3: Kopfschmerzphase

Der eigentliche Kopfschmerz mit seinen Begleiterscheinungen folgt erst an dritter (oder – bei Migräne ohne Aura – an zweiter) Stelle. Der Kopfschmerz tritt meist halbseitig (manchmal aber auch beidseitig oder im Nacken) auf und ist pulsierend oder pochend. Er verstärkt sich durch körperliche Aktivität. Die Kopfschmerzphase dauert zwischen vier und 72 Stunden.

Phase 4: Erholungsphase

In der letzten Phase der Attacke tritt die Erholung ein und es kann zu Symptomen wie Erschöpfung, Niedergeschlagenheit oder Müdigkeit kommen. Diese Phase kann zwischen vier und 48 Stunden dauern und wird von einigen Betroffenen aufgrund ihrer Ähnlichkeit mit einem Kater nach zu starkem Alkoholgenuss auch als »Migränekater« bezeichnet.

Auch mir war lange nicht bewusst, dass eine Migräneattacke verschiedene Phasen durchläuft. So habe ich mich über eine längere Zeit nicht mehr getraut, Schokolade zu essen – oder nur mit einem schlechten Gewissen bei jedem Rippchen. Das häufige Gähnen habe ich als einen meiner Vorboten erst erkannt, als ich mich intensiver mit der Krankheit beschäftigt habe. Allerdings sind die Vorboten bei mir von Migräneattacke zu Migräneattacke verschieden: Häufig habe ich vor einer Attacke ein Produktivitätshoch und bin sehr motiviert, alle möglichen Dinge zu erledigen, ein anderes Mal hingegen bin ich unglaublich müde und kann meine Augen kaum offen halten.

Zudem war mir lange nicht einmal bewusst, dass ich eine Aura habe, da ich sie immer mit visuellen Störungen oder Lähmungserscheinungen verband. Wenn ich eine Attacke mit Aura habe, tritt sie bei mir jedoch als eine Gefühlsstörung in einem Arm oder einem Bein auf. In etwa so, als würde mir der Arm einschlafen. Häufig wache ich bereits mit Migränekopfschmerzen auf, da bleibt für mich die Frage offen: Habe ich die Aura im Schlaf oder ist die Attacke einer Migräne ohne Aura zuzuordnen? Wie bei so vielen Themen ist auch bei Migräne die Theorie in vielen Momenten eindeutiger als das reelle Erleben.

Auslöser einer Migräneattacke

Bei den Auslösern – auch Trigger genannt – geht es nicht um die Ursache der Migräne selbst, sondern lediglich um das Auslösen einer Attacke. Diese Trigger können Stress, hormonelle Veränderungen, starke Emotionen, Veränderungen im Tagesablauf oder Essensrhythmus sowie Überlastung sein.[13] Wäre es nicht schön, einfach alle Trigger – und somit auch Migräneattacken – vermeiden zu können?

Was in der Theorie vielleicht logisch und einfach klingen mag, ist es in der Realität leider nicht immer. Dennoch wurde die Vermeidung von Triggern in der Vergangenheit auch von einigen Mediziner:innen als ein entscheidender Baustein in der Migränetherapie betrachtet.

Manchmal beobachte ich, dass Betroffene sich auf der Suche nach ihren Triggern auf einzelne mögliche Auslöser versteifen, in der Hoffnung, durch deren Vermeidung im Anschluss auch keine Migräneattacken mehr zu haben. Und das artet dann irgendwann in Stress aus – was wiederum ein Trigger sein kann. Mir ging es auch eine Weile so. Zu all den Dingen, die ich ausprobiert habe, gehörte beispielsweise auch die Vermeidung aller Nahrungsmittel, von denen irgendwo in den Tiefen des Internets geschrieben stand, dass sie Migräne auslösen könnten. Ich ging mit einer langen Liste all der »verbotenen« Lebensmittel einkaufen, habe mich dadurch sehr eingeschränkt und mich im Endeffekt nur selbst verrückt gemacht. Meine Oma durfte nicht mehr ihre »Soßenwürfel« verwenden und im Restaurant traute ich mich kaum etwas zu bestellen, da ich nicht hundertprozentig wusste, womit das Essen zubereitet wurde. Dabei gibt es bis heute keinen gesicherten Nachweis, dass bestimmte Lebensmittel überhaupt Migräneattacken auslösen können.[14] Nicht selten habe ich mich am Morgen einer Attacke zerknirscht gefragt, was ich denn nun schon wieder falsch gemacht hatte. Inzwischen weiß ich, dass viele Dinge, die ich als Trigger angesehen habe, eigentlich Vorboten (z. B. Heißhunger auf Schokolade) sind und die Migräneattacke schon längst da ist. Daher halte auch ich persönlich inzwischen nicht mehr viel davon, sich auf mögliche Trigger zu versteifen. Migräne ist eine Krankheit, an der ich nicht schuld bin.

Mit 20 Migränetagen im Monat bin ich gar nicht mehr damit hinterhergekommen, mir Gedanken darüber zu machen, was denn nun wieder die Attacke ausgelöst haben könnte. Wenn ich morgens aufgewacht bin, konnte ich meistens nicht einmal unterscheiden, ob es noch die »alte« oder schon wieder eine »neue« Attacke war.

Vielleicht hast auch du schon einmal auf Trigger geachtet und es war schwierig für dich, zu erkennen, was genau die Attacken nun ausgelöst hat. Leider ist es eben auch nicht so einfach, denn ein Trigger allein löst in den seltensten Fällen eine Attacke aus. Es ist vielmehr die Summe der Trigger, deren letzter dann oft das Fass zum Überlaufen bringt. Seit ich verstanden habe, wie das Migränegehirn funktioniert, versuche ich meinen Alltag so migränefreundlich wie möglich zu gestalten, mache mich aber nicht verrückt, wenn mal etwas dazwischenkommt oder anders läuft als geplant.

Bitte versteh mich nicht falsch: Wenn du deine persönlichen Trigger kennst und es dir hilft, diese zu vermeiden oder zu reduzieren, dann ist das wunderbar. Auch wenn du die Vermutung hast, dass etwas Bestimmtes Auslöser für eine Migräneattacke bei dir sein könnte, kannst du in den meisten Fällen durch Weglassen recht schnell herausfinden, ob sich deine Vermutung bestätigt. Mir ist nur wichtig, dass die Vermeidung von Triggern nicht zu einem neuen Trigger wird oder deine Lebensqualität extrem einschränkt. Außerdem hast du auch nicht jederzeit auf alle vermeintlichen Auslöser einen Einfluss und es ist nicht die Lösung, dass du dich allein auf die Trigger fokussierst. Es geht in meinen Augen vielmehr um eine grundsätzlich migränefreundliche Lebensweise.

Die Ursachen von Migräne sind noch immer nicht restlos geklärt. Eine als sehr wahrscheinlich betrachtete Ursache habe ich aber bereits angesprochen – es ist die meist angeborene, besondere Verarbeitung von Reizen. Kommen demnach zu viele Reize zusammen oder müssen sie zu schnell verarbeitet werden, kann dies eine Migräneattacke auslösen. Diese Reize können nicht nur vielfältig, sondern auch sehr unterschiedlich sein, denn im Grunde besteht unser ganzer Alltag aus Reizen. Du kannst es dir wie ein Regenfass vorstellen, in das alle Reize des Alltags mit unterschiedlicher Stärke hineinprasseln. Irgendwann ist das Fass voll, und wenn noch mehr Reize hinzukommen, läuft es über. Dem bist du aber nicht hilflos ausgeliefert, sondern kannst beispielsweise durch empfohlene Maßnahmen zur Vorbeugung von Migräneattacken Wasser ablassen, um bei dem Bild mit dem Regenfass zu bleiben.

Folgende Trigger werden häufig von Betroffenen genannt:

- grelles oder helles Licht
- Lärm
- intensive Gerüche
- Stress
- Veränderungen im Tagesablauf
- Wetterumschwünge
- Hormonschwankungen
- starke Emotionen wie Freude, Trauer oder Wut
- Wechsel von Stress zu Entspannung oder umgekehrt
- körperliche Belastungen, wie Überanstrengung oder Hunger

Plötzliche Veränderungen können die Energiereserven des Nervensystems beeinflussen und eine Migräneattacke auslösen. Deshalb sind für das Migränegehirn feste Abläufe wichtig, also sehr allgemein gesagt: ein regelmäßiger Lebensrhythmus. Zusätzlich sollten Betroffene auf ihren Energiehaushalt achten. Ich habe beispielsweise nach jeder meiner fünf Examensprüfungen für das Erste Staatsexamen eine Migräneattacke bekommen. Sobald mir am Ende der jeweiligen Prüfung mitgeteilt wurde, mit welcher Note ich bestanden hatte – zack, war auch schon die Attacke da. Das war eine Ausnahmesituation und einfach zu viel für meinen Kopf. Das Ganze war für mich ein enormer Trigger und dabei konnte mir auch noch so viel Entspannungstraining nicht helfen.

Generell bin ich im Wechsel von Stress zu Entspannung sehr anfällig, deshalb versuche ich einen zu starken Stressabfall zu vermeiden oder ihm vorzubeugen, aber das ist natürlich nicht immer möglich. Außerdem bin ich während meiner Periode insgesamt anfälliger für Migräneattacken.

Was du tun kannst, um nicht in ein Energiedefizit zu geraten und wie du am besten Attacken vorbeugst, erfährst du im zweiten Kapitel.

Grau ist alle Theorie

Ähnlich wie ich am Anfang des Buches das Krankheitsbild erklärt habe, wird Migräne auch in den meisten Lehrbüchern beschrieben. Allerdings verläuft eine Migräne nicht immer wie im Lehrbuch, dazu gibt es einfach viel zu viele verschiedene Formen. Es würde den Rahmen dieses Buches allerdings völlig sprengen, wenn ich nun alle Migräneformen im Detail aufgreife. Dennoch ist es wichtig, im Hinterkopf zu behalten: Migräne ist nicht gleich Migräne – sie tritt in vielfältigen Varianten auf. Es werden sogar fast 40 Prozent aller Migränefälle nicht diagnostiziert.[15] Das bedeutet, dass viele Betroffene überhaupt nicht wissen, dass sie Migräne haben, und Migräne manchmal eben auch nicht als solche erkannt wird. Diese Menschen leiden ohne Diagnose und schlussendlich auch ohne entsprechende Behandlung.

Daher werde ich im folgenden Abschnitt auf einige verschiedene Formen kurz eingehen. Trotzdem hat die Auflistung aus den bereits erwähnten Gründen keinen Anspruch auf Vollständigkeit.

Migräne ohne Aura

Migräne ohne Aura zeigt sich in wiederkehrenden Attacken, die zwischen vier und 72 Stunden andauern. Die Attacken haben die typischen Charakteristika wie meist (aber nicht immer) einseitige, pulsierende mittlere bis starke Kopfschmerzen, die sich durch alltägliche Bewegungen, wie beispielsweise Treppensteigen, noch verstärken. Hinzu kommen gewisse Begleiterscheinungen wie Übelkeit, Erbrechen, Licht- und Geräuschempfindlichkeit.

Migräne mit Aura

Migräne mit Aura wird noch in verschiedene Unterformen aufgeteilt. So gibt es Migräne mit der sogenannten typischen Aura. Die Aura dauert ungefähr 30 bis 60 Minuten an, tritt einseitig auf und zeigt sich in neurologischen Ausfällen. Sie bildet sich anschließend wieder komplett zurück. Es kann im Anschluss der Aura eine Kopfschmerzphase folgen, das ist aber nicht generell der Fall. Oft folgt auch ein leichter Kopfschmerz, der nicht »migränetypisch« ist.

Weitere Formen von Migräne mit Aura

- *Migräne mit Hirnstammaura*
  Bei dieser Form treten die neurologischen Symptome wie Schwindel, Tinnitus, Bewusstseinsstörungen, Sehen von Doppelbildern oder Gefühlsstörungen auf. Sie werden vom Hirnstamm ausgelöst und bilden sich nach einer Attacke wieder vollständig zurück.
- *Hemiplegische Migräne*
  Die auftretenden neurologischen Symptome zeigen sich in motorischen Schwächen, die Bewegung ist also eingeschränkt. Die Symptome bilden sich in der Regel innerhalb von 72 Stunden wieder zurück. Es wird bei der hemiplegischen Migräne zwischen familiärer hemiplegischer Migräne (es gibt in der Verwandtschaft ersten oder zweiten Grades eine Person mit hemiplegischer Migräne) und sporadischer hemiplegischer Migräne (es gibt keine Person in der Verwandtschaft mit hemiplegischer Migräne) unterschieden.
- *Retinale Migräne*
  Bei der retinalen Migräne sind die neurologischen Symptome visueller Art, wie beispielsweise Flimmern oder eine vorübergehende Erblindung. Sie treten in der Regel nur auf einem Auge auf und bilden sich nach der Attacke wieder vollständig zurück.

Chronische Migräne

Migräne wird nicht einfach als chronisch diagnostiziert, wenn sie über viele Jahre auftritt. Chronische Migräne wird definiert mit mindestens 15 Kopfschmerztagen im Monat über einen Zeitraum von mehr als drei Monaten. Mindestens acht Tage müssen davon Migränetage sein. Trifft diese Definition nicht zu, handelt es sich um episodische Migräne. Schätzungsweise leiden bis zu 1,5 Millionen Menschen in Deutschland an chronischer Migräne.[16]

Status migraenosus

Aufgrund des damit verbundenen hohen Leidensdrucks gilt der Status migraenosus als Migränekomplikation. Dabei handelt es sich um eine starke Migräneattacke, die länger als 72 Stunden andauert und keine Zeit für Erholung lässt.

Abdominelle Migräne

Von Abdomineller Migräne sind vor allem Kinder betroffen; diese Form zeigt sich als Bauchschmerzen in der Mitte des Bauches. Die Schmerzen treten episodisch auf und dauern zwischen zwei und 72 Stunden an. Hinzu kommen Begleiterscheinungen wie Übelkeit oder Erbrechen.

Zyklisches Erbrechen

Das Zyklische Erbrechen tritt ebenfalls häufig bei Kindern auf und zeigt sich in wiederkehrenden (zyklischen) Attacken, die mit starker Übelkeit verbunden sind.

Die ausführlichen Diagnosekriterien der Migräne sind in der IHS-Klassifikation ICHD-3. festgehalten, auf die ich später noch näher eingehen werde.

Die zwei am häufigsten auftretenden Kopfschmerzformen sind Spannungskopfschmerzen und Migräne. Der Spannungskopfschmerz zeichnet sich unter anderem dadurch aus, dass die Schmerzen leicht bis mittelstark sind und körperliche Aktivität – wie das besagte Treppensteigen oder ein Spaziergang an der frischen Luft – die Kopfschmerzen nicht beeinflussen. Also ganz anders als bei Migräne, wo schon alltägliche Aktivitäten die Kopfschmerzen verstärken. Auch Begleiterscheinungen wie Übelkeit oder Erbrechen, Geräusch- oder Lichtempfindlichkeit treten bei Kopfschmerzen vom Spannungstyp nicht auf.[17]

Da über 50 Prozent der Menschen mit Migräne zusätzlich noch unter anderen Kopfschmerzformen leiden, ist die exakte Abgrenzung sehr wichtig.[18] Um welche Form(en) es sich bei dir genau handelt, kannst du am besten mithilfe eines Kopfschmerztagebuchs herausfinden. Damit können dann im ausführlichen ärztlichen Gespräch einzelne Diagnosen getroffen und die (möglicherweise) verschiedenen Formen wirkungsvoll behandelt werden.

Wie bereits erwähnt, kann Migräne sich im Laufe der Zeit auch verändern. Dies betrifft sowohl die Häufigkeit und Intensität der Attacken als auch deren Verlauf. Der Erkrankungsbeginn liegt meist zwischen dem 15. und dem 25. Lebensjahr. Betrachtet man die verschiedenen Altersgruppen, so zeigt sich, dass bei Menschen mit Migräne unter 36 Jahren die Häufigkeit der auftretenden Attacken bei 30 Prozent liegt. Mit zunehmendem Alter nimmt die Häufigkeit ab – bei Betroffenen über 56 Jahren liegt sie dann bei 21 Prozent.[19] Im Hinblick auf die Gesamtzahl der Betroffenen sinkt die Migränehäufigkeit demnach statistisch gesehen mit dem Alter, was allerdings noch nicht garantiert, dass das tatsächlich bei allen Menschen der Fall ist.

Abgesehen davon, dass sich die Migräne bei mir irgendwann von der episodischen zur chronischen Form entwickelte, hat sich meine Migräne im Laufe der Jahre immer mal wieder verändert. Rückblickend hatte ich als Kind Symptome, die auf eine Abdominelle Migräne hindeuten, aber nie als diese diagnostiziert wurden. Außerdem konnte ich als Jugendliche Migräneattacken in den meisten Fällen einfach »wegschlafen« – wenn ich also relativ früh ins Bett ging, bin ich am nächsten Morgen beschwerdefrei aufgewacht.

Das hat in den letzten Jahren allerdings immer seltener funktioniert. Ich erinnere mich, dass irgendwann meine beste Freundin in einer Sprachnachricht zu mir sagte: »Du erzählst jedes Mal, dass du wieder mit den Schmerzen aufgewacht bist. Du solltest gleich eine Tablette nehmen, das Wegschlafen hat die letzten Male auch nicht funktioniert.« Manchmal braucht es offenbar jemanden von außen, dem etwas auffällt, was man selbst nicht bemerkt.

Auch stimmten meine Migräneattacken früher immer mit den beschriebenen Diagnosekriterien überein, doch nach einigen Jahren kam ein veränderter Kopfschmerz hinzu, den ich erst einmal nicht deuten konnte. Zuerst dachte ich, es wären Spannungskopfschmerzen, was jedoch wegen der Begleiterscheinungen nicht sein konnte. Es ist ein Schmerz, der sich über meine komplette Stirn zieht, und die Begleiterscheinungen wie Lichtempfindlichkeit und Übelkeit mit Erbrechen sind noch schlimmer ausgeprägt als bei meinen »üblichen« Attacken. Der Schmerz wandert dann immer mehr auf eine Seite, bis er schlussendlich komplett rechts oder links auftritt. Im letzten Jahr hatte ich dazu immer wieder Attacken mit starkem Schwindel und kaum Kopfschmerzen, auch das kannte ich zuvor nicht. Diese Attacken sind für mich teilweise sogar noch schlimmer als die bereits bekannten, mit denen ich inzwischen umzugehen weiß. Bei Schwindel habe ich den Eindruck, dass ich mich noch weniger auf meinen Körper verlassen kann, und das macht mir Angst.

Diese Beispiele machen noch einmal deutlich, welch eine komplexe Krankheit Migräne ist. Ein Grund mehr, genauer hinzuschauen.

Warum Migräne mehr ist als Kopfschmerzen

Wenn du bis hierher gelesen hast, ist dir wahrscheinlich schon ziemlich klar geworden: Migräne ist so viel mehr als »nur« Kopfschmerzen. Allein die Tatsache, dass eine Migräneattacke vier Phasen durchlaufen kann und die Kopfschmerzphase erst die dritte Phase ist, beweist das schon ziemlich eindeutig. Ganz abgesehen davon, dass es schließlich auch Attacken *ganz ohne* Kopfschmerzen gibt (»typische Aura ohne Kopfschmerz«). Betroffene nehmen dann die Aura wahr, erkennen sie aber häufig nicht als Teil einer Migräneattacke. Auch eine Diagnose kann in diesem Fall besonders schwierig sein.

Menschen mit Migräne erleben häufig auch die Zeit zwischen den einzelnen Attacken als eine Belastung. Einige Betroffene nehmen sich erst gar nichts vor, weil sie Angst davor haben, wieder absagen zu müssen. Ich selbst kenne unzählige Ängste im Zusammenhang mit Migräne: die Angst davor, wann eine Attacke kommt und wo ich in diesem Moment gerade bin. Die Angst davor, wie die Reaktionen meines Umfelds wohl sein werden, wenn ich wegen einer Migräneattacke wieder einen Termin absagen muss. Die Angst während einer Attacke, dass sie womöglich sehr lange nicht mehr aufhört. Die Angst vor der Zukunft mit einer Krankheit, die sich immer wieder verändern kann. Diese Ängste sieht mir niemand an, aber sie sind da, mal mehr und mal weniger präsent. Ich versuche ihnen nicht zu viel Raum zu geben, aber das bedeutet nicht, dass sie sich nicht zwischendurch immer wieder selbst Raum nehmen.

Wenn man die Komplexität dieser Krankheit betrachtet, ist es kein Wunder, dass die WHO schwere Migräne zu einer der Krankheiten zählt, die Menschen am meisten behindern. Die Migräneattacken allein sind schon einschränkend genug – aber das Leben mit Migräne bringt eben auch in den Zeiträumen zwischen den einzelnen Attacken zahlreiche Herausforderungen mit sich.

Gerade das macht das (richtige) Sprechen über die Krankheit so überaus wichtig.

Die richtigen Worte finden

Ein Thema, das mir in diesem Zusammenhang ganz persönlich am Herzen liegt, ist die Art, wie wir über Migräne sprechen. Migräne ist eine Erkrankung, mit der wir leben, und diese Erkrankung ist stets präsent – auch wenn wir gerade keine Attacke haben. Die Migräneattacke ist das, was anfallsartig und akut auftritt. In der Sprache darf sich das widerspiegeln; statt also zu sagen »Ich habe heute Migräne«, ist die Formulierung »Ich habe heute eine Migräneattacke« präziser. Das mag dir vielleicht erst einmal wie ein kleiner und unwichtiger Unterschied vorkommen, aber Migräne ist viel mehr als die einzelnen Attacken. Sie auf diese Anfälle zu reduzieren, verharmlost in meinen Augen die Erkrankung und erkennt ihr Ausmaß nicht an. Die Migräne ist da, auch ohne Attacke.

In vielen Fällen wird Migräne in der Gesellschaft nicht als die einschränkende Erkrankung wahrgenommen, die sie tatsächlich ist. Sie wird sogar häufig verharmlost und kleingeredet. Und genau deshalb ist das Sprechen über die Erkrankung umso wichtiger.

KAPITEL 2

Therapiemöglichkeiten

Auch wenn es sich nach dem aktuellen Stand der Wissenschaft bei Migräne um eine unheilbare Krankheit handelt, gibt es doch viele Therapiemöglichkeiten, die dir Erleichterung verschaffen können. Die Therapie umfasst dabei drei Säulen:

- die Maßnahmen im Akutfall,
- die nicht medikamentösen vorbeugenden Maßnahmen und
- die medikamentösen vorbeugenden Maßnahmen.

Welche Maßnahmen wann angebracht sind, möchte ich dir im Laufe dieses Kapitels erläutern. Wichtig ist mir dabei, zu betonen, dass es immer eine Kombination aus verschiedenen Aspekten ist. Selten gibt es *die eine* Maßnahme, die die Migräne (vorübergehend) aus deinem Leben verschwinden lässt. Zudem solltest du – insbesondere wenn es um die Einnahme von Medikamenten geht – die Einnahme immer mit Mediziner:innen besprechen. Davor muss natürlich erst mal eine Diagnose gestellt worden sein. Wie du die richtige Ärztin / den richtigen Arzt findest und welche Fachrichtung überhaupt die passende ist, erfährst du im dritten Kapitel.

Was tun bei einer Migräneattacke?

Was sich mit einem leicht beginnenden Pochen ankündigt, wird schnell zum stechenden Schmerz. Geräusche, Licht und Gerüche werden zur Qual. Hinzu kommt die Übelkeit bis hin zum Erbrechen. Der Akutfall ist eingetreten: die Migräneattacke. Die ersten Anzeichen können dabei individuell ganz unterschiedlich sein. Im Akutfall sehnen sich viele Betroffene nach einem dunklen und ruhigen Rückzugsort. Während manchen ein Kühlpad auf dem Kopf hilft, mögen andere lieber die Wärme im Nacken – oder aber beides gleichzeitig.

Im Grunde ist es jedoch meistens die Abschirmung von Reizen, nach der sich Migränegeplagte sehnen, und dies ist – gemeinsam mit einer Pause und eventuell einer Entspannungsübung – auch eine der allgemeinen nicht medikamentösen Maßnahmen, die im Akutfall empfohlen werden.

Es gibt eine ganze Reihe an Maßnahmen, die einem während einer Attacke etwas Linderung verschaffen können. Wenn mich jemand fragt, was bei mir zuverlässig bei einer Attacke hilft, ist meine Antwort: »Ein Triptan, Dunkelheit, Ruhe und ein Kühlpad auf meiner Stirn.« Aber so einfach ist es natürlich meistens nicht. Es kommt darauf an, wo ich mich gerade aufhalte und was ich dort zur Verfügung habe. Bin ich in der Arbeit, kann ich mich natürlich nicht einfach irgendwo hinlegen, und in meinen persönlich bisher schlechtesten Phasen konnte ich aufgrund der Häufigkeit an Schmerztagen auch nicht bei jeder Migräneattacke eine Tablette nehmen.

Ich habe mir inzwischen ein Notfallset gepackt, das ich immer bei mir habe, damit ich unterwegs keiner Attacke hilflos ausgeliefert bin. Wie das aussieht, liest du im weiteren Verlauf des Buches.

> Grundsätzlich solltest du die Einnahme von Medikamenten – das gilt auch für die nicht verschreibungspflichtigen – mit deiner Ärztin oder deinem Arzt besprechen, da sich nicht alle Medikamente für alle Menschen gleichermaßen eignen und sie in manchen Fällen auch nicht eingenommen werden dürfen.

Leichte Migräneattacken können auch mit den »üblichen« freiverkäuflichen Schmerzmitteln behandelt werden. Nur stehen Menschen mit Migräne häufig vor dem Problem, dass diese Schmerzmittel nicht (ausreichend) wirken, weil die Attacken zu stark sind. Bei mittelschweren oder schweren Migräneattacken sind Triptane das Mittel der Wahl. Es handelt sich dabei um spezielle Migränemedikamente, die im Akutfall (also während einer Migräneattacke) eingesetzt werden. Sie wirken nicht nur gegen die starken Kopfschmerzen, sondern auch gegen Begleiterscheinungen wie Übelkeit oder Lichtempfindlichkeit. Wenn die Übelkeit schon sehr stark ist, kann sich ein zusätzliches Mittel gegen diese Beschwerden als unterstützend erweisen. Während andere Schmerzmedikamente auf den gesamten Körper wirken, konzentrieren Triptane sich gezielt auf die Stellen im Gehirn, an denen die Vorgänge einer Migräneattacke ablaufen.

Es gibt derzeit sieben verschiedene Arten von Triptanen:

- Almotriptan
- Eletriptan
- Frovatriptan
- Naratriptan
- Rizatriptan
- Sumatriptan
- Zolmitriptan

Die sieben verschiedenen Triptane unterscheiden sich in Intensität und Wirkungszeit. Es gibt sie als »normale« (orale) Tabletten, aber auch als Schmelztabletten (die sich im Mund auflösen), Nasenspray oder nadelfreien Pen. Letztere sind besonders geeignet, wenn du während einer Attacke mit Übelkeit und/oder Erbrechen zu kämpfen hast.

Laut der Deutschen Gesellschaft für Neurologie wirkt Sumatriptan als Pen am schnellsten und wirksamsten. In Tablettenform wirken Eletriptan und Rizatriptan am schnellsten. Frovatriptan und Naratriptan haben dagegen einen langsameren Wirkeintritt, dafür aber eine längere Wirkdauer.[20]

Inzwischen gibt es drei Triptane, die in Deutschland in Form von Tabletten auch rezeptfrei in der Apotheke erhältlich sind: Almotriptan, Sumatriptan und Naratriptan (Stand November 2023). Sie sind zur akuten Behandlung der Kopfschmerzphase zugelassen, wenn Migräne zuvor durch eine:n Mediziner:in diagnostiziert wurde.[21]

Nicht jedes Triptan wirkt bei allen Menschen mit Migräne gleich gut und es ist auch möglich, dass Nebenwirkungen wie beispielsweise eine leichte Übelkeit, ein Schwächegefühl, ein Wärme- oder Hitzeempfinden oder ein Engegefühl in der Brust auftreten. Wenn ein Triptan bei der Anwendung während mehrerer Attacken nicht die gewünschte Linderung bringt oder du sogar Nebenwirkungen hast, lohnt es sich, bei der nächsten Attacke ein anderes Triptan auszuprobieren. Das solltest du aber auf jeden Fall mit deiner Ärztin oder deinem Arzt besprechen. Außerdem kehren bei ca. 30 Prozent der mit Triptanen behandelten Personen nach Abklingen der Wirkzeit die Migränesymptome zurück. Dies wird als Wiederkehrkopfschmerz bezeichnet und kann erneut behandelt werden. Jedoch gibt es auch die Möglichkeit, ein länger wirkendes Triptan wie Eletriptan oder Naratriptan auszuprobieren.[22]

Einige Punkte, die du bei der Einnahme von Triptanen beachten solltest[23]:

- Triptane sollten nur eingesetzt werden, wenn Migräne bei dir diagnostiziert wurde und du vor der Einnahme ärztlich untersucht wurdest, damit die Verträglichkeit auch wirklich gewährleistet ist. Besprich dabei auch, wie du dich verhalten sollst, wenn ein Triptan nicht wirkt oder wenn der Kopfschmerz zurückkommt.
- Damit die Triptane wirksam sind, sollten sie erst eingenommen werden, wenn die Kopfschmerzphase bereits eingesetzt hat – also nach Abklingen der Aura.

- Sobald die Kopfschmerzphase eingesetzt hat, sollten Triptane aber so schnell wie möglich eingenommen werden.
- Um die Entstehung eines Medikamentenübergebrauchskopfschmerzes zu vermeiden, solltest du die 10–20-Regel einhalten (siehe unten).

Die 10–20-Regel

Die 10–20-Regel besagt, dass an maximal zehn Tagen im Monat Schmerzmittel und Triptane eingenommen werden dürfen. An den restlichen 20 Tagen des Monats sollte man darauf verzichten. Ansonsten besteht die Gefahr, dass ein Medikamentenübergebrauchskopfschmerz (MÜK) entsteht. Dieser unterscheidet sich häufig ein wenig von der »bekannten« Kopfschmerzform. Meist zeigen sich bei einem MÜK die Kopfschmerzen beidseitig und die Begleiterscheinungen, wie Übelkeit oder Lichtempfindlichkeit, kommen weniger vor.

Bei der 10–20-Regel zählt nicht die Anzahl der eingenommenen Tabletten oder die Höhe der Dosis, sondern allein die Zahl der Einnahmetage. Nimmst du beispielsweise an einem Tag morgens und abends ein Triptan, zählt dieser Tag als ein Schmerzmitteltag.

In den letzten Jahren hat sich in der Migräneforschung einiges getan und es haben im Jahr 2022 zwei neue Substanzen der beiden Wirkstoffklassen Ditane und Gepante eine EU-Zulassung erhalten: Lasmiditan und Rimegepant. Die beiden Substanzen können als Akutmedikamente eingesetzt werden und eignen sich besonders für Menschen mit Migräne, die Triptane nicht einnehmen dürfen oder bei denen Triptane nicht wirksam sind.[24] Seit dem Frühjahr 2023 ist Lasmiditan auch in Deutschland erhältlich.[25] Rimegepant ist hingegen noch nicht auf dem Markt (Stand Juli 2024).

Für mich ist es ein schlimmes Gefühl, einer Migräneattacke hilflos ausgeliefert zu sein. Daher habe ich die wichtigsten Hilfsmittel, die mich bei einer aufkommenden Attacke unterstützen, so gut wie immer bei mir. Beispielsweise verlasse ich das Haus selten ohne meine Sonnenbrille und für den Notfall habe ich auch immer eine im Auto. Zudem habe ich in allen Taschen sowie in meinem Geldbeutel meine Notfallmedikamente einstecken. Ob diese auch wirklich zum Einsatz kommen, entscheide ich dann immer in der jeweiligen Situation. Aber ich habe diese Entscheidungsfreiheit und fühle mich dadurch der Attacke nicht völlig ausgeliefert.

Neben meinen Medikamenten habe ich fast immer noch einige weitere kleine »Helferlein« dabei, die ich im Kasten unten zusammengefasst habe. Überleg doch am besten einmal, was dir persönlich sinnvoll erscheint.

Mein persönliches Notfallset

- Akutmedikation
- Wasserflasche
- Sonnenbrille
- Gehörschutz und/oder Noise-Cancelling-Kopfhörer
- Snack (Müsliriegel o. Ä.)
- Notfallkontakt sowie Hinweise auf Medikation im Notfallpass auf meinem Smartphone

Es ist absolut okay, Medikamente zu nehmen

»Du nimmst aber ganz schön viele Medikamente.« Nicht selten habe ich in den letzten Jahren diesen oder ähnliche Sätze zu hören bekommen. Bewertende Aussagen wie diese können dazu führen, dass Menschen sich schlecht oder schuldig fühlen, weil sie Medikamente nehmen (müssen). Der Begriff »Pill Shaming« bezieht sich auf die Abwertung oder Stigmatisierung von Menschen, die Medikamente einnehmen. Für Betroffene kann das eine große zusätzliche Belastung sein, da Medikamente in der Behandlung von (chronischen) Erkrankungen eine wichtige Rolle spielen. Für manche Menschen sind sie sogar lebensnotwendig.

Natürlich sollten Medikamente nicht leichtfertig eingenommen werden und die Einnahme sollte immer in Absprache mit deiner Ärztin oder deinem Arzt erfolgen. Ob Medikamente eingenommen werden, ist von vielen Faktoren abhängig und immer auch eine individuelle Entscheidung. Ich lehne mich wahrscheinlich nicht zu weit aus dem Fenster, wenn ich behaupte, dass niemand »zum Spaß« Medikamente einnimmt.

Lass dir also von anderen, die die Auswirkungen einer Migräne nicht einschätzen können, nicht das Gefühl vermitteln, dass du etwas falsch machst. Du bist nicht schuld an deiner Erkrankung, und wenn du wirksame Medikamente gefunden hast, die dir dabei helfen, Migräneattacken in den Griff zu bekommen und dir dadurch auch mehr Lebensqualität schenken, dann ist das eine gute Sache.

Vorbeugende Maßnahmen

Die Migräne-Prophylaxe umfasst all das, was du vorbeugend tun kannst, um erst gar keine Migräneattacken entstehen zu lassen. Ein Ziel ist es dabei, die Zeiträume zwischen den einzelnen Attacken zu verlängern, damit insgesamt weniger auftreten, und andererseits die Dauer sowie Stärke der einzelnen Attacken zu reduzieren. Dabei können sowohl medikamentöse als auch nicht medikamentöse Maßnahmen unterstützend wirken.

Nicht medikamentöse Prophylaxe

Für mich persönlich ist die wichtigste Säule in der Migränetherapie die nicht medikamentöse Prophylaxe. Es gibt eine Reihe an Dingen, die du tun kannst, um Migräneattacken vorzubeugen – und das ganz ohne Medikamente. Wie ich bereits betont habe, bin ich absolut gegen »Pill Shaming« – allerdings bin ich der Meinung, dass wir die Maßnahmen, die ohne Medikamente funktionieren und teilweise sogar kostenlos oder zumindest kostengünstig zu haben sind, auch nutzen sollten. Ebenso wie bei den Medikamenten wirken aber auch hier nicht alle Maßnahmen bei allen Menschen gleich gut und nur in den seltensten Fällen bleiben die Migräneattacken ganz aus. Das Ausprobieren lohnt sich dennoch auf jeden Fall.

Regelmäßiger Tagesablauf

Da plötzliche Veränderungen die Energiereserven des Nervensystems beeinflussen und eine Migräneattacke auslösen können, kann ein regelmäßiger Tagesablauf eine wirksame vorbeugende Maßnahme bei Migräne sein. Ein regelmäßiger Tagesablauf bedeutet: jeden Tag zur gleichen Zeit aufstehen und schlafen gehen (auch am Wochenende) sowie die Mahlzeiten zu festen Zeiten einnehmen und keine davon auslassen. Manche Betroffene berichten auch davon, dass sie ihren Kaffee immer zu den gleichen Zeiten trinken müssen, weil sonst der Körper auf das ausbleibende Koffein reagiert.

Ein regelmäßiger Tagesablauf kann dir auch dabei helfen, Stress zu reduzieren und Raum für Pausen zu schaffen. Wie deine persönliche Tagesstruktur aussieht, ist natürlich auch von deinem Beruf oder deinen Lebensumständen abhängig und ein regelmäßiger Rhythmus vielleicht nicht immer umsetzbar. Gerade für Menschen, die im Schichtdienst arbeiten, kann das zu einer Herausforderung werden. Am besten, du schaust dir deinen Tagesablauf einmal genauer an und überlegst, an welchen (kleinen) Stellschrauben du drehen kannst, um mehr Routine in deinen Alltag zu bringen.

Ich habe meinen Alltag beispielsweise so umgestellt, dass ich immer zu recht ähnlichen Zeiten aufstehe und auch frühstücke. Das hat zur Konsequenz, dass mich meine innere Uhr selbst am Wochenende pünktlich weckt, wenn ich eigentlich länger schlafen könnte. Meine Mahlzeiten nehme ich regelmäßig ein und verbinde das immer auch mit einer bewussten Pause. Da ich ein sehr strukturierter Mensch bin, fällt mir das nicht schwer und ist inzwischen einfach zur Routine geworden. Auch unterwegs oder auf Reisen und im Urlaub versuche ich die Regelmäßigkeit so gut wie möglich einzuhalten. Wenn ich zu meinen »Essenszeiten« unterwegs bin, packe ich mir vorher einen Snack ein.

Für spontane Menschen mag das ziemlich abschreckend klingen. Für einige hört sich das alles vielleicht im ersten Moment nach sehr starren Strukturen und wenig Flexibilität an. So sehe ich es persönlich jedoch nicht. Ich betrachte den regelmäßigen Alltag eher als einen Akt der Selbstfürsorge und ein Hilfsmittel in der Vorbeugung von Migräneattacken.

Dennoch gibt es natürlich auch Ausnahmen. Wenn eine Freundin von mir in ihren Geburtstag reinfeiert, gehe ich – vorausgesetzt, dass es mir an diesem Tag gut geht – nicht um 22 Uhr nach Hause, sondern bleibe selbstverständlich, bis die Korken knallen. Bin ich zum Brunch eingeladen, was sich in der Regel nicht mit meinen Frühstückszeiten deckt, esse ich eben morgens nach dem Aufstehen nur eine Kleinigkeit und genieße dann das Brunchen. Du siehst also, auch bei diesem Punkt bin ich kein Fan von Verboten, sondern lege eher Wert auf eine gute Balance.

Entspannungstraining

Eine der wichtigsten vorbeugenden Maßnahmen ist das Entspannungstraining. So wird die regelmäßige Durchführung von Entspannungsmethoden auch in der DNG/DMKG-Leitlinie empfohlen. Entspannung bedeutet, sich von einer (An-)Spannung zu befreien. Vielleicht hast du für dich im Laufe deines Lebens schon Methoden gefunden, die dir dabei helfen, dich zu entspannen und einen Ausgleich zu Stress im Alltag zu finden. Meist beruht das auf individuellen Erfahrungen und es sind Maßnahmen, von denen du im Laufe deines Lebens erkannt hast, dass sie dich entspannen. Das können beispielsweise Maßnahmen sein wie ein Buch zu lesen, ein Bad zu nehmen oder Musik zu hören. Das sind sogenannte unsystematische Verfahren zur Entspannung. Systematische Entspannung hingegen umfasst Methoden mit klaren Abläufen, die gezielt wirken. Beispiele hierfür sind die Progressive Muskelentspannung oder Autogenes Training.

Alle Entspannungsmethoden, seien sie auch noch so unterschiedlich, haben das gleiche Ziel: Anspannung abbauen und Entspannung erreichen. Regelmäßiges Entspannungstraining kann eine Reduktion der Migränehäufigkeit um 35 bis 45 Prozent erreichen – also um fast die Hälfte![26]

Es gibt zahlreiche unterschiedliche Entspannungsmethoden, wobei im Zusammenhang mit Migräne häufig die Progressive Muskelentspannung empfohlen wird, da sie einfach zu erlernen ist und Erfolge schnell spürbar werden. Viele Krankenkassen übernehmen auch einen Teil der Kosten für Entspannungskurse und einige bieten sogar selbst Entspannungskurse an oder kooperieren mit Anbietern. Probier doch einfach mal aus, welche Entspannungsmethode für dich passt.

Nachfolgend habe ich eine kleine Auswahl für dich zusammengestellt.

Achtsamkeitsübungen

Achtsamkeit ist eine Haltung, bei der du ganz bewusst mit deiner Aufmerksamkeit im Hier und Jetzt bleibst. Achtsamkeitsübungen können dir dabei helfen, dich bewusst auf den Augenblick zu fokussieren und deine Gedanken und Gefühle wahrzunehmen, ohne sie zu bewerten.

Es gibt sehr viele kleine Achtsamkeitsübungen, die du beinahe in jeder Situation in deinen Alltag einbauen kannst. Wenn du auf deinem Stuhl sitzt, kannst du beispielsweise den Kontakt deines Körpers zum Stuhl bewusst spüren oder du schließt für einen Moment deine Augen und nimmst aufmerksam alle Geräusche um dich herum wahr.

Autogenes Training

Beim Autogenen Training arbeitest du mit Selbstsuggestion, das heißt, mit der Kraft deiner Gedanken und Vorstellungen. Du wiederholst innerlich bestimmte Sätze (sogenannte »Formeln«), die dich dabei unterstützen können, einen entspannten Zustand zu erreichen. Diese Formeln können zum Beispiel sein: »Ich bin ruhig, ganz ruhig« oder: »Mein Atem fließt ruhig und gleichmäßig.« Das Autogene Training wird in der Regel von einer Person angeleitet und im Liegen geübt. Ziel ist aber, dass du es alleine und zu jeder Zeit an jedem Ort anwenden kannst.

Meditation

In der Meditationspraxis richtest du deine Aufmerksamkeit meist auf einen bestimmten Fokus. Das kann beispielsweise dein Atem oder ein Mantra (aus dem altindischen Sanskrit; ursprünglich eine heilige Silbe, ein Wort oder Vers, die oder der ständig wiederholt wird) sein. Ziel ist es, deine Gedanken zu beruhigen. Du kannst im Sitzen, Liegen, Stehen oder auch Gehen meditieren. Es gibt geführte Meditationen, in denen du angeleitet wirst, aber du kannst auch für dich allein ohne Anleitung meditieren und dich beispielsweise auf deinen Atem fokussieren. Für den Einstieg empfehle ich jedoch geführte Meditationen.

Fantasiereise

Fantasiereisen führen häufig an Orte, die mit Entspannung assoziiert werden, wie das Meer oder ein Wald. Es geht darum, alles um dich herum an diesem Ort in deiner Vorstellung wahrzunehmen. Du kannst sowohl im Sitzen als auch im Liegen üben; die Fantasiereisen werden in der Regel in einem ruhigen Erzähltempo angeleitet oder vorgelesen. Auch für Kinder ist die Fantasiereise eine sehr gute Entspannungsmethode.

Progressive Muskelentspannung

Bei der Progressiven Muskelentspannung werden nacheinander verschiedene Muskelgruppen in deinem Körper erst bewusst angespannt und dann wieder entspannt. Es gibt immer wieder Momente, in denen aktiv nachgespürt und so der Unterschied zwischen An- und Entspannung wahrgenommen wird. Die Progressive Muskelentspannung kannst du im Sitzen oder im Liegen üben; für gewöhnlich wird sie durch eine Person angeleitet.

Qigong

Qigong ist eine chinesische Heil- und Selbstheilungsmethode, die auf der Vorstellung von fließenden Energien im Körper basiert. Beim Qigong werden langsame, fließende Bewegungen mit dem Atem verbunden. Qigong wird meistens im Stehen oder Sitzen geübt.

Yoga

Die Yogapraxis verbindet Körper, Geist und Seele miteinander. Es gibt dabei viele verschiedene Yogastile – von sehr kraftvollem Power Yoga bis hin zu meditativem Yin Yoga. Da es so viele verschiedene Möglichkeiten gibt, Yoga zu üben, ist es schwierig, eine allumfassende Erklärung zu finden. Vereinfacht gesagt werden in den meisten Yoga-Stilen Körperhaltungen (Asanas) mit der Atmung verbunden. Durch die Ausführung der Asanas werden die Muskeln gedehnt und gekräftigt.

Gerade beim Yoga lohnt es sich, verschiedene Stile auszuprobieren. Yin Yoga eignet sich in meinen Augen besonders für Menschen mit Migräne, da es ein sanfter und ruhiger Yoga-Stil ist, der hauptsächlich im Sitzen und Liegen mit langsamen, achtsamen Ausführungen geübt wird.

Welche Entspannungsmethoden sich für dich eignen und zu welchen du einen guten Zugang findest, musst du ausprobieren. Gerade sehr aktive Menschen haben zu Beginn manchmal Schwierigkeiten, sich in ruhige Entspannungsmethoden hineinzufinden. Daher eignen sich für sie zu Beginn eher Methoden wie die Progressive Muskelentspannung oder kraftvollere Yoga-Stile.

Menschen, die intensiv visuell und/oder auditiv wahrnehmen, finden am Anfang wahrscheinlich eher den Zugang zu Entspannung über Fantasiereisen oder das Autogene Training. Teilweise bieten Volkshochschulen oder Fitnessstudios auch Entspannungskurse als sogenanntes »Mischprogramm« an. Dort werden verschiedene Methoden kombiniert. Das hat den Vorteil, dass du ausprobieren kannst, was dir am meisten zusagt, und dir danach gegebenenfalls gezielt einen Kurs mit der Entspannungsmethode deiner Wahl suchen kannst. Das Ausprobieren lohnt sich auf jeden Fall – sowohl hinsichtlich der jeweiligen Methode als auch der Person, die sie unterrichtet.

Der Begriff »Entspannungstraining« macht es schon deutlich – Entspannung muss genauso trainiert werden wie jede Sportart. Es braucht auch beim Entspannungstraining Zeit und Geduld. Entspannung darf also zur Routine in deinem Alltag werden. Dabei wirst du merken, dass auch hier nicht jeder Tag gleich ist. Ebenso wie beim Sport, wo sich manchmal eine Trainingseinheit besser anfühlt und eine andere nicht so gut, ist es auch beim Entspannungstraining: Nicht jedes Üben wird sich gleich anfühlen und das ist auch völlig okay, denn jeder Tag bringt andere Voraussetzungen mit sich. Wichtig ist nur, Ausdauer zu entwickeln und wirklich dranzubleiben. Da ich seit vielen Jahren nebenberuflich als Entspannungstrainerin arbeite, habe ich festgestellt, dass aber gerade das Dranbleiben vielen schwerfällt. Deshalb hier meine Empfehlungen:

Fünf Tipps, wie du Entspannungsübungen in deinen Alltag integrieren kannst

- Plane eine regelmäßige Entspannungszeit fest in deinen Alltag ein. Der Termin mit dir selbst sollte den gleichen Stellenwert (wenn nicht sogar einen höheren) wie andere Termine in deinem Alltag haben.
- Lass dich durch einen Termin im Kalender oder einen Wecker erinnern.
- Mach dir den Nutzen deutlich – warum machst du Entspannungstraining? Das kann beispielsweise das entspannte Gefühl danach sein oder die Vorbeugung der Migräneattacken.

- Bleibe in guten und in schlechten Phasen dran. Entspannung ist Training.
- Sei nicht zu hart zu dir selbst und lass dir Zeit. Nicht jeder Tag ist gleich und genauso fühlt sich auch Entspannungstraining nicht jeden Tag gleich an.

Als Entspannungstrainerin und Yogalehrerin höre ich sehr oft die Aussage »Ich habe keine Zeit für Entspannung«. Ich weiß nur zu gut, wie viel im Alltag los sein kann und wie schwierig es dabei ist, noch Zeit für sich zu finden. Meine Erfahrung hat jedoch gezeigt: Diese Zeit wird niemals einfach übrig sein, denn irgendwas erscheint immer als noch wichtiger. Du musst dir diese Zeit für dich *nehmen* und das ist eine bewusste Entscheidung. Diese Entscheidung darfst du jeden Tag aufs Neue für dich treffen. Es muss dabei gar nicht besonders zeitaufwendig oder kompliziert sein. Niemand schreibt dir vor, wie deine Entspannungsroutine auszusehen hat. Es muss nicht täglich eine Stunde Yoga sein, es kann auch mehrmals die Woche eine Progressive Muskelentspannung oder jeden Morgen eine zehnminütige Meditation sein. Und nun mal ehrlich, die zehn Minuten haben wir doch alle, oder? Vielleicht hilft es dir auch, wenn du andere Menschen hast, die mit dir gemeinsam entspannen. In den Volkshochschulen und den meisten Fitnessstudios gibt es inzwischen Yogakurse und in manchen sogar auch weitere Entspannungskurse. Sollten dir die Yogakurse zu kraftvoll oder die Kursleitung nicht passend erscheinen, hast du immer noch die Möglichkeit, auch online an Kursen teilzunehmen. Da ist die Auswahl um einiges größer als nur in deinem Umkreis.

Ich selbst unterrichte seit einigen Jahren nur noch online, da ich auf diese Weise Menschen unabhängig von ihrem Wohnort die Möglichkeit geben kann, an meinen Kursen teilzunehmen.

Im Anhang findest du einen Link zu einigen Audiodateien mit Entspannungsübungen, die ich für dich als Bonus zu diesem Buch aufgenommen habe. Die Entspannungsübungen kannst du einfach von zu Hause aus mitmachen. Du brauchst dafür keine Vorkenntnisse, sie eignen sich sowohl für Anfänger:innen als auch für Fortgeschrittene.

Ausdauersport

Regelmäßiger moderater Ausdauersport kann Migräneattacken vorbeugen. Eine moderate Trainingsintensität bedeutet, dass du dich zwar körperlich anstrengst, dich dabei aber noch unterhalten kannst, ohne außer Atem zu geraten. Welche Intensität das bei dir ist, ist natürlich von deinem persönlichen Fitnesslevel abhängig. Beispiele für moderaten Ausdauersport sind Walken, Radfahren oder Schwimmen. Damit du auch dauerhaft dranbleibst, ist eine Sportart sinnvoll, die dir Spaß macht und/oder die du vielleicht sogar in der Gruppe machen kannst.

Da Bewegung Migräneattacken in vielen Fällen verstärkt, ist das natürlich eine Maßnahme, die du nur an beschwerdefreien Tagen durchführen solltest. Sei beim Start auch realistisch mit der Einschätzung deines Fitnesslevels. Taste dich langsam heran und fordere, aber überfordere dich nicht. Vielleicht erinnerst du dich noch an die Trigger – Überanstrengung ist ein neuer Reiz und deshalb kann eine zu große Anstrengung auch eine Migräneattacke auslösen.

Wenn du bisher nur wenig Ausdauersport gemacht hast, kannst du erst einmal mit schnellem Gehen starten und dich nach und nach steigern. Schließlich läuft auch niemand von heute auf morgen einen Marathon. Lass deinem Körper Zeit, sich an die Bewegung anzupassen und die nötige Ausdauer aufzubauen.

Übrigens kann Ausdauersport natürlich grundsätzlich dazu beitragen, dass dein Körper gesünder und widerstandsfähiger wird. Er stärkt dein Herz-Kreislauf-System, verbessert die Durchblutung und kann dein Wohlbefinden steigern. Zudem kann Ausdauersport dein Stresslevel senken, was wiederum ein positiver Effekt in der Migräneprophylaxe sein kann.

Sonstige Maßnahmen

Cefaly

Cefaly ist ein Neuromodulationssystem, das den oberen Zweig des Trigeminusnervs (Drillingsnerv) mithilfe leichter elektrischer Mikroimpulse stimuliert. Im Grunde ist Cefaly ein kleines Gerät, das du mit Klebeelektroden auf der Stirn befestigst. Es kann sowohl im Akutfall als auch zur Prophylaxe eingesetzt werden und ist gut verträglich. Das Programm für den Akutfall dauert eine Stunde, das zur Prophylaxe zwanzig Minuten. In der DNG/DMKG-Leitlinie zur »Therapie der Migräneattacke und Prophylaxe der Migräne« wird das Cefaly sowohl bei akuten Migräneattacken als auch zur Migräneprophylaxe als wirksam bezeichnet.[27]

Ich durfte Cefaly damals während meines Aufenthalts in der Schmerzklinik Kiel testen und musste mich erst ein wenig an das Kribbeln bzw. Ziehen auf der Stirn gewöhnen. Nachdem ich das Programm die ersten Male auf einer leichten Stufe laufen lassen habe, um mich langsam heranzutasten, habe ich das kleine Gerät aber relativ schnell lieben gelernt und es mir nach meinem Aufenthalt direkt bestellt.

Besonders im Akutfall nutze ich Cefaly gerne, da bei mir der Schmerz während des einstündigen Akutprogramms fast komplett nachlässt oder zumindest erträglicher wird. Außerdem macht es mich manchmal müde und hilft dadurch beim Einschlafen.

Als ich noch jeden Monat Schwierigkeiten hatte, die 10–20-Regel einzuhalten, war Cefaly für mich eine große Unterstützung an Tagen, an denen ich keine Akutmedikamente nehmen konnte. Es hat zwischendurch zumindest für eine kleine Pause von den Schmerzen gesorgt.

Ernährung

Insgesamt ist die wissenschaftliche Evidenz für eine spezielle Ernährungsweise oder bestimmte Lebensmittel zur Vorbeugung von Migräneattacken schwach. Mehrere Studien haben hingegen verschiedene Triggerfaktoren untersucht und herausgefunden, dass der wichtigste Alkohol ist, und dabei insbesondere Rotwein.[28]

Die Bedeutung von einzelnen Lebensmitteln wird als Auslöser von Migräneattacken allerdings häufig überschätzt (Alkohol würde ich nicht als Lebensmittel bezeichnen). Meistens ist es gar nicht der Fall, dass ein bestimmtes Lebensmittel die Migräneattacke auslöst, sondern die Prodromalphase – also die bereits beschriebene erste Phase einer Attacke – hat bereits eingesetzt. Dann kann man jedoch nicht – wie in dem Beispiel mit der Schokolade – dem Lebensmittel die Schuld geben, da der Heißhunger bereits ein Symptom der Migräneattacke ist.[29][30]

Manchmal werden auch Nahrungsergänzungsmittel als vorbeugende Maßnahme empfohlen. Hoch dosiertes Magnesium kann beispielsweise eingesetzt werden, wenn du eher zurückhaltend gegenüber medikamentösen Prophylaxen bist und du die höhere Dosierung auch verträgst.

Medikamentöse Prophylaxe

Bei einer medikamentösen Prophylaxe handelt es sich um Medikamente, die regelmäßig und vorbeugend eingenommen werden. Das Ziel dieser Maßnahme ist, die Häufigkeit, Schwere und Dauer der Migräneattacken zu reduzieren. Es gibt keine pauschale Richtlinie, ab wann eine medikamentöse Prophylaxe durchgeführt werden sollte, wie beispielsweise die Anzahl der Migränetage. Vielmehr geht es um die Kombination aus mehreren Faktoren. Ob eine medikamentöse Prophylaxe sinnvoll ist, ist abhängig von der Anzahl sowie Dauer der Migräneattacken pro Monat, der Einschränkung der Lebensqualität, der Höhe des Leidensdrucks und des Risikos für einen Medikamentenübergebrauch.

Ich persönlich habe mich für eine medikamentöse Prophylaxe entschieden, als meine Attacken immer häufiger auftraten und mein Leidensdruck immer größer wurden. Meine Lebensqualität war extrem beeinträchtigt und ich bin zudem immer wieder an die Grenze der 10–20-Regel gekommen. Diese Entscheidung muss aber immer individuell und in Rücksprache mit Mediziner:innen getroffen werden.

Überblick der medikamentösen Prophylaxen mit wissenschaftlich nachgewiesener guter Wirksamkeit

- Betablocker: Metoprolol und Propranolol
- Flunarizin
- Antiepileptika: Topiramat
- Antidepressiva: Amitriptylin
- monoklonale Antikörper: Eptinezumab, Erenumab, Fremanezumab, Galcanezumab
- OnabotulinumtoxinA (bei chronischer Migräne)

Wichtig ist, dass du alle Möglichkeiten mit deinen Ärzt:innen durchsprichst, da nicht alle Medikamente bei eventuell auftretenden (Vor-)Erkrankungen angewendet werden können und die persönlichen Voraussetzungen geklärt sein sollten.

Zudem haben zwei weitere Substanzen der Wirkstoffklasse der Gepante in den Jahren 2022 und 2023 die EU-Zulassung erhalten: Atogepant und Rimegepant. Beide Medikamente können zur Migräneprophylaxe verwendet werden. Rimegepant kann sogar sowohl als Akutmedikament als auch als Prophylaxemedikament eingesetzt werden. Die Gepante haben eine ähnliche Wirkweise wie die monoklonalen Antikörper. Während die Antikörper jedoch per Spritze oder Infusion verabreicht werden, sind die Gepante oral oder nasal verfügbar.[31]

Wenn es um die Einnahme von Prophylaxemedikamenten geht, ist es besonders wichtig, in guter medizinischer Behandlung zu sein. Gemeinsam mit deiner Ärztin oder deinem Arzt musst du die für dich passende Medikation finden. Wie bei allen Medikamenten gibt es Punkte, wie beispielsweise Vorerkrankungen oder die gleichzeitige Einnahme von anderen Medikamenten, die unbedingt beachtet werden müssen. Bei den monoklonalen Antikörpern gibt es zusätzlich noch gewisse Voraussetzungen, die darüber entscheiden, ab wann sie verschrieben und erstattet werden können.

Mit der obigen Medikamentenliste ist aber das Ende der Fahnenstange noch längst nicht erreicht. Es gibt weitere Medikamente, bei denen die gute Wirksamkeit bisher (noch) nicht nachgewiesen wurde. Zudem gibt es Medikamente, die zulassungsüberschreitend angewendet werden können. Das nennt sich »Off-Label-Use« und bedeutet, dass ein Medikament eingesetzt wird, obwohl es eigentlich für ein anderes Anwendungsgebiet oder eine andere Gruppe von Patient:innen zugelassen ist.

Immer wieder werde ich auf Instagram oder auch per Mail nach meinen Erfahrungen mit gewissen Medikamenten gefragt, da ich Stand heute sieben verschiedene Medikamente zur Prophylaxe ausprobiert habe. Manche davon haben keine Wirkung gezeigt, andere waren zwar wirksam, hatten aber starke Nebenwirkungen. Bei dem letzten Szenario war für mich die Abwägung schwierig, ob ich das Medikament absetzen soll oder nicht. Ich habe lange hin und her überlegt, ob die Nebenwirkungen für mich tragbar sind, da ich zumindest ein paar Migränetage im Monat weniger hatte. Schlussendlich habe ich das Medikament jedoch abgesetzt und inzwischen habe ich zum Glück eine medikamentöse Prophylaxe gefunden, mit der ich sehr gut leben kann. Bis ich dort angekommen bin, wo ich heute stehe, war es jedoch ein langer Weg, auf dem ich viel ausprobieren musste.

Wie ein Medikament wirkt, kann von Mensch zu Mensch sehr unterschiedlich sein. Es gibt also keine Garantie dafür, dass ein Medikament, mit dem jemand gute Erfahrungen gemacht hat, auch bei dir wirkt. Leider gibt es genauso wenig eine Garantie dafür, dass Nebenwirkungen ausbleiben. Ich möchte dir an dieser Stelle empfehlen, dich nicht zu verrückt zu machen und nicht zu viel im Internet zu recherchieren. Es gibt dort eine große Menge an Erfahrungsberichten und manche können sehr abschreckend wirken. Dabei ist jedoch die Tatsache nicht zu vernachlässigen, dass eher die Menschen etwas schreiben, die negative Erfahrungen gemacht haben – und auch der Noceboeffekt (darum geht es im nächsten Kapitel) ist nicht zu unterschätzen.

Von Placebo und Nocebo

Der Placeboeffekt ist inzwischen ein recht bekannter Begriff. Ein Placebo ist ein »Scheinmedikament« ohne Wirkstoff, welches sich vom Aussehen und Geschmack nicht von einem echten Medikament unterscheidet. Obwohl es keinen Wirkstoff enthält, erzielt es bei zahlreichen Probanden in Versuchsreihen eine vergleichbare Wirkung wie ein richtiges Medikament. Die Wirkung entsteht zum einen durch Erfahrungen der Probanden aus der Vergangenheit, dass die Einnahme eines Medikaments eine Verbesserung mit sich bringt. Darauf folgt die Annahme, dass es auch in diesem Fall wieder hilft. Zum anderen können die Verordnung durch den Arzt und dessen Erläuterung der erwartbaren positiven Wirkung des Medikaments eine gewisse Erwartungshaltung bei den Patient:innen auslösen. Als zusätzliche Faktoren können sich zudem die Atmosphäre in der Arztpraxis auf die Wirkung des Placebos auswirken oder auch der Preis, teure (Schein-)Medikamente haben eine bessere Wirkung gezeigt.[32]

Etwas weniger bekannt ist wahrscheinlich der Noceboeffekt. Nocebo kommt aus dem Lateinischen und wird mit »Ich werde schaden« übersetzt. Ursprünglich wurde der Noceboeffekt für Medikamente ohne Wirkstoff (Placebo) verwendet, die bei den Patient:innen die Symptome verschlechtert oder Nebenwirkungen ausgelöst haben. Inzwischen schließt der Begriff jedoch auch das Wahrnehmen von Nebenwirkungen bei wirkstoffhaltigen Medikamenten mit ein, die nicht oder nicht im empfundenen Maße Folge der eingenommenen Substanz sind. Insbesondere bei Medikamenten zur Migräneprophylaxe sorgt der Noceboeffekt für eine hohe Therapieabbruchsrate.[33] Ebenso wurde in Studien unter anderem belegt, dass bei Personen, die ausführlich die Packungsbeilage gelesen oder von ihrer Ärztin oder ihrem Apotheker detailreich über die Nebenwirkungen aufgeklärt wurden, diese Nebenwirkungen auch häufiger auftraten.[34] Nimmst du also beispielsweise ein Medikament zur Vorbeugung von Migräne ein, kann es sein, dass genau die Nebenwirkungen bei dir als Noceboeffekt auftreten, über die du in der Sprechstunde (natürlich völlig zu Recht) aufgeklärt wurdest – und du kannst nichts dafür.

Sowohl beim Placebo- als auch beim Noceboeffekt kommt es daher auf die Erwartungshaltung an, die du gegenüber einem Medikament hast. Bevor ich über die beiden Effekte genauer Bescheid wusste, habe ich viel über mögliche Nebenwirkungen von Medikamenten im Internet gelesen. Auch beobachte ich immer wieder in meiner Facebookgruppe oder auf Instagram, dass nach Nebenwirkungen zu Medikamenten gefragt wird. Selbst wenn ich persönlich auf Instagram angeschrieben werde, halte ich mich bezüglich der Nebenwirkungen von Medikamenten zurück. Ich möchte vermeiden, dass sich jemand schon vor der Einnahme verrückt macht, denn niemand kann voraussehen, wie ein Medikament bei dir wirkt. Es kann sein, dass Nebenwirkungen auftreten, muss aber nicht. In der Facebookgruppe werden zu ein und demselben Medikament manchmal die unterschiedlichsten Nebenwirkungen aufgezählt, was einmal mehr beweist: Wir sind alle verschieden und du musst es einfach ausprobieren.

Darüber hinaus gibt es auch sowohl einen »Placebo-by-Proxy-Effekt« als auch einen »Nocebo-by-Proxy-Effekt«. Diese werden durch die positive oder aber negative Erwartungshaltung einer betreuenden Person ausgelöst, die sich beispielsweise auf das Kind oder auch das Tier überträgt, das das Medikament einnimmt.

Teure Heilsversprechen

Es gibt unzählige Maßnahmen, die angeblich Migräne heilen oder die Attacken gänzlich verschwinden lassen. Oft sind diese Maßnahmen Teil gut gemeinter Ratschläge, die von Bekannten oder auch Unbekannten erteilt werden: »Geh doch mal zu einer Heilpraktikerin«, »Hier, dieser Osteopath hat XY sehr geholfen«, »Ich gebe dir die Telefonnummer von meiner Akupunkturpraxis«. Und schon wieder habe ich einen kleinen Zettel mit einer Adresse in der Hand. Ich kann gar nicht zählen, wie viele Adressen ich in den letzten Jahren zugesteckt bekommen habe und – noch schlimmer – zu wie vielen Adressen ich tatsächlich gefahren bin, um dort häufig sehr viel Geld auszugeben. Heilpraktikerinnen, Homöopathen, Osteopathinnen, TCM-Mediziner, Piercerinnen und noch einige Berufsgruppen mehr stehen auf meiner Liste.

Mein letzter Gang führte mich zu einem Arzt, der traditionelle chinesische Medizin praktizierte und dessen Praxis mir mehrfach empfohlen worden war. Hauptsächlich suchte ich ihn wegen der Akupunktur auf, denn diese Maßnahme hatte ich bis zu diesem Zeitpunkt noch nicht ausprobiert. Bei der Akupunktur werden feine sterile Einmalnadeln in bestimmte Punkte, die entlang der »Meridiane« (so werden in der traditionell chinesischen Medizin Energiebahnen im Körper bezeichnet, durch die das Qi – die Lebensenergie – fließt) im Körper liegen, gestochen. Dabei sollen im Körper Blockaden gelöst, der Energiefluss harmonisiert und die Selbstheilungskräfte aktiviert werden. In der DNG/DMKG-Leitlinie wird Akupunktur sowohl zur Prophylaxe als auch zur Akuttherapie thematisiert. Die Studienlage als Prophylaxe ist allerdings widersprüchlich und auch im Akutfall kann aufgrund der Qualität der vorliegenden Studien keine Empfehlung gegeben werden, jedoch gibt es Hinweise zur Wirkung.[35]

Um das Ganze kurz zu machen: Akupunktur hat mir persönlich nicht geholfen. Insgesamt hätte ich mir von dem Geld mindestens eine Woche Wellnessurlaub all inclusive gönnen können oder fast zwei Jahre lang eine monatliche Massage. Vielleicht hätte die Akupunktur aber auch gewirkt oder es wäre zumindest der Placeboeffekt eingetreten, welcher sich interessanterweise auch verstärkt, je mehr die Behandlung kostet. Jedoch konnte ich in den letzten Jahren feststellen, dass ich selbst offensichtlich für den Placeboeffekt nicht besonders empfänglich bin.

Die Liste der sogenannten unkonventionellen Verfahren ist lang und ihre Wirksamkeit sowie Verträglichkeit nicht immer sorgfältig untersucht worden. Bis ein Verfahren aus wissenschaftlicher Sicht empfohlen wird, muss es nicht nur viele Prüfungen bestehen, sondern auch Beweise für die Wirksamkeit liefern. Ist dies nicht der Fall, kann es passieren, dass ein:e Patient:in durch ein unwirksames Verfahren keinen Nutzen hat oder sogar Nebenwirkungen bekommen kann. Natürlich verstehe ich alle Betroffenen, die möglichst viel ausprobieren wollen. Ich finde es nur bedenklich, wenn der Gang zur Heilpraktikerin oder zum Osteopathen dem Gang zu allgemeinmedizinischen oder neurologischen Praxen vorgezogen wird – und das mit dem Argument einer besseren Verträglichkeit oder angeblich fehlender Nebenwirkungen. Viele wissen nicht, dass die Ausbildung zur Heilpraktikerin bzw. zum Heilpraktiker in Deutschland nicht staatlich geregelt ist und es den Personen selbst überlassen ist, wie sie sich auf die Prüfung zur Zulassung vorbereiten. Auch Osteopath:in ist beispielsweise keine geschützte Berufsbezeichnung in Deutschland (alle dürfen sich so nennen), wenn es jedoch um die Erstattung von Leistungen durch die Krankenkasse geht, müssen gewisse Qualifikationen nachgewiesen werden.

Ich selbst habe inzwischen genug Geld in »alternativen Praxen« gelassen und gehe auf Empfehlungen nicht mehr ein. »Ganzheitlich« bedeutet für mich persönlich eine gute Kombination aus medikamentösen und belegten nicht medikamentösen Maßnahmen – ganzheitlich eben. Die Erkenntnis, dass Homöopathie in keiner Studie über den Placeboeffekt hinaus gewirkt hat, hat mich in den letzten Jahren immerhin vor weiteren homöopathischen Maßnahmen (und der Einnahme von Zuckerkügelchen) geschützt. Eine gute Reflexion ist hierbei sehr wichtig: Du musst für dich erkennen, welche Ratschläge wirklich sinnvoll und welche einfach nur Nonsens sind. Um an diesen Punkt zu kommen, sind ein grundlegendes Verständnis für deine Erkrankung und vor allem ein aktuelles sowie fundiertes Fachwissen notwendig.

Vor allem im Bereich der alternativen Medizin begegnet mir häufig der Satz: »Wer heilt, hat recht!« Ich kann gut nachvollziehen, dass es manchen Menschen gleichgültig ist, wer oder was genau ihren Gesundheitszustand verbessert, doch das bedeutet im Umkehrschluss noch lange nicht, dass die »helfende« Person recht hat. Ich stoße vor allem in den sozialen Medien immer wieder auf Menschen, die versprechen, ihre teilweise sehr teuren Migräneprodukte würden Heilung bringen. Aber wenn wirklich jemand die *eine* Lösung für *alle* Menschen mit Migräne entwickelt hätte, hätten wir bestimmt davon gehört.

Wenn also jemand meint, ein Wundermittel gefunden zu haben, dann sollte sie oder er dafür auch einen Beweis erbringen, wie es die Wissenschaft mit zahlreichen Studien macht. Ansonsten ist der Satz »Wer heilt, hat recht« einfach nur ein Totschlagargument für den Verkauf der eigenen Produkte.

Ich möchte mit diesem Kapitel in keiner Weise sagen, dass du ausschließlich Medikamente einnehmen sollst. Im Gegenteil:

Auch nicht medikamentöse Maßnahmen sollten im Leben von Menschen mit Migräne immer eine Rolle spielen. Gute Mediziner:innen weisen auch auf diese (belegten) nicht medikamentösen Maßnahmen gleichermaßen wie auf Medikamente hin. Ich finde es jedoch unmöglich, wenn die Schmerzen und das Leid von Menschen genutzt werden, um fragwürdige Produkte zu verkaufen. Aus Verzweiflung machen Menschen viele Dinge und lassen sich auch leicht verunsichern. Ich bekomme auf Instagram täglich persönliche Nachrichten, in denen mir irgendjemand Nahrungsergänzungsmittel verkaufen möchte. Inzwischen lösche ich diese Nachrichten einfach, denn häufig steckt der Verkauf von Nahrungsergänzungsmitteln in Form von Network-Marketing dahinter. Am Anfang habe ich auf diese Nachrichten noch reagiert und freundlich abgelehnt, was nicht selten mit dem Vorwurf quittiert wurde, ich sei selbst schuld an meiner Erkrankung, da ich schließlich nicht alles ausprobiere. Wenn mich Instagram in den letzten Jahren eine Sache gelehrt hat, dann die, dass nicht alles eine Reaktion verdient.

Aber zurück zu Versprechungen und angeblich heilenden Maßnahmen: Es ist bei jeder Maßnahme wichtig, zumindest einmal kritisch zu hinterfragen, warum genau *diese* bei Migräne wirksam sein könnte. Nur auf diese Weise kannst du dich vor falschen Entscheidungen schützen.

KAPITEL 3

Ärztliche Behandlung, Diagnosen und Kliniken

Ich widme dem Besuch in medizinischen Einrichtungen ein gesamtes Kapitel, weil ich es für ein enorm wichtiges Thema halte. Nur ungefähr einer von vier betroffenen Menschen weiß, dass er Migräne hat, und 38 Prozent der Menschen mit Migräne waren noch nie wegen ihrer Kopfschmerzen in einer Arztpraxis. Die Betroffenen, die eine Praxis aufsuchen, gehen zum Großteil zu ihrer Hausärztin.[36] Leider wird im Medizinstudium dem Thema Kopfschmerzen nicht viel Zeit gewidmet – während die Kopfschmerztherapie in der Vergangenheit teilweise gar kein Thema war, wird sie inzwischen an manchen Universitäten eine Stunde lang behandelt.[37] Den Mediziner:innen kann man es also nicht einmal verübeln, wenn viele von ihnen nur ein geringes Wissen über Kopfschmerzen und Migräne haben. Ich möchte damit natürlich nicht alle Ärztinnen und Ärzte über einen Kamm scheren, mit Sicherheit gibt es auch solche, die sich sehr gut mit Kopfschmerzerkrankungen auskennen – mein Hausarzt ist ein gutes Beispiel dafür. Dennoch weiß er, wann er mich besser zu meiner Neurologin schickt, und gerade das macht ihn in meinen Augen zu einem sehr guten Arzt. Er weiß, wo seine Grenzen liegen. Bei Migräne handelt es sich eben um eine neurologische Erkrankung, daher ist eine neurologische Praxis auch die richtige Anlaufstelle.

Es ist nicht einfach, eine gute ärztliche Praxis für sich selbst zu finden, und manchmal muss man länger suchen – doch meistens lohnt sich die Suche. Im besten Fall findest du jemanden, der dich ernst nimmt und bereit ist, verschiedene Wege mit dir auszuprobieren. Am Ende spielt es dabei keine Rolle, ob es dann eine Neurologin, ein Schmerzarzt oder eine Hausärztin ist. Ich habe meine jetzige Neurologin erst nach vielen Jahren mit Migräne und zahlreichen Besuchen in (für Migräne) ungeeigneten Arztpraxen gefunden. Momentan fühle ich mich gut betreut. Ich weiß, mit welchen Anliegen ich zu meinem Hausarzt gehen kann und mit welchen Fragen ich mich eher an meine Neurologin wenden sollte.

Seit ich mit vielen Betroffenen im Austausch stehe, ist mir bewusst, wie glücklich ich mich schätzen kann, eine gute medizinische Betreuung zu haben und auf Augenhöhe mit den Ärzt:innen über meine Erkrankung sprechen zu können. Die Voraussetzung dafür ist jedoch, dass ich sowohl meinen Körper und meine Symptome sehr gut kenne, als auch, dass ich über fundiertes Wissen über die Krankheit Migräne verfüge.

Das Kopfschmerztagebuch

Wenn du dich in einer medizinischen Einrichtung um einen Termin bemühst, kann es passieren, dass du direkt am Telefon gebeten wirst, bis zum Termin ein Kopfschmerztagebuch zu führen. Wie es der Name bereits sagt, ist ein Kopfschmerztagebuch dafür gedacht, täglich die eigenen Kopfschmerzen zu dokumentieren. Dabei gibt es viele verschiedene Arten von Kopfschmerztagebüchern. Meistens kannst du die Art, Stärke und Dauer der Schmerzen, mögliche Begleiterscheinungen sowie Maßnahmen zur Linderung eintragen. Eine Dokumentation ist nicht nur wichtig, um einen Überblick über die aktuellen Schmerztage zu haben, sondern auch hilfreich für das Erstellen einer Diagnose.

Für eine Diagnose sind die Charakteristik der Kopfschmerzen sowie die Zahl der Kopfschmerztage und Medikamententage von Bedeutung. Wenn du mehrere Kopfschmerzarten hast, können diese anhand eines Kopfschmerztagebuchs leichter voneinander abgegrenzt werden. Im Tagebuch kannst du auch selbst den Verlauf deiner Erkrankung beobachten. Manchmal ist das eigene Empfinden nämlich ganz anders als die objektive Dokumentation. Auch wenn du Maßnahmen zur Vorbeugung – ob nicht medikamentös oder medikamentös – ausprobierst, kann dir ein Kopfschmerztagebuch dabei helfen zu erkennen, welche Maßnahmen wirksam sind und welche nicht.

Fünf Gründe für ein Kopfschmerztagebuch:

- leichtere Diagnose
- Überblick der Kopfschmerztage
- Abgrenzung der Kopfschmerzarten
- Überblick der Medikamententage
- Beobachtung des Krankheitsverlaufs

Kopfschmerztagebücher kannst du im Internet kostenlos herunterladen und ausdrucken. Wenn du es lieber digital auf dem Smartphone haben möchtest, gibt es dafür verschiedene Apps.

Apps, die ich bisher getestet habe und die kostenlos für Android und iOS verfügbar sind:

- »Migräne-App« der Schmerzklinik Kiel
- »Migraine Buddy«
- »DMKG-App«

Ich habe meine Kopfschmerztage lange in meinem normalen Kalender in der Monatsübersicht dokumentiert. Das war eher minimalistisch, denn ich wusste am Ende des Monats eigentlich nur, wie viele Migränetage ich hatte.

Inzwischen nutze ich aber die »Migräne-App« der Schmerzklinik Kiel, da ich diese nicht nur sehr übersichtlich finde, sondern sie auch mit meinem Smartphone immer und überall dabeihabe. Dank ihr habe ich eine schnelle Übersicht über die Anzahl der Kopfschmerztage in den zurückliegenden sechs Monaten sowie eine Übersicht der Kopfschmerztage und Tabletteneinnahmen in den letzten 30 Tagen. Insbesondere zu der Zeit, als ich noch jeden Monat mit dem Einhalten der 10–20-Regel zu kämpfen hatte, hat mir die Übersicht sehr geholfen.

In der App hast du zusätzlich die Möglichkeit, eine Auswertung der letzten Jahre zu bekommen. Für den Besuch bei meiner Neurologin kann ich beispielsweise die Übersicht des gesamten Jahres ausdrucken oder auf meinem Smartphone zeigen.

Etwas ausführlicher ist die »DMKG-App« der Deutschen Migräne- und Kopfschmerzgesellschaft. Du kannst in ihr ebenfalls die Schmerzstärke und -dauer eintragen sowie die Symptome und Auswirkungen. Dazu kannst du die Einnahme von Medikamenten und deren Wirkungsweise dokumentieren. In der monatlichen Übersicht hast du auch in dieser App die Medikamententage gleich im Blick, jedoch pro Monat. Als Kopfschmerzreport kannst du dir eine übersichtliche Statistik anzeigen lassen und diese auch herunterladen.

Eine noch ausführlichere App ist »Migraine Buddy«. Sie hilft dir neben der Tagebuchfunktion ebenfalls, deine Trigger zu identifizieren, und erstellt zusammenfassende Berichte über die eingetragenen Kopfschmerzen. Es ist eine sehr umfangreiche App, die aber dadurch auch viele Statistiken und Auswertungen liefert. Wenn du sie regelmäßig anwendest und vollständig mit Inhalten »fütterst«, ist sie sicher sehr nützlich.

Vorbereitung auf die Sprechstunde

Bevor du zu einer neuen Ärztin oder einem neuen Arzt gehst, ist es wichtig, dich gut auf den Besuch vorzubereiten. Das Gespräch verläuft umso besser, wenn du alle Fragen beantworten kannst und auch die Fragen stellst, die dich interessieren. Dadurch können sich die Behandlungschancen für dich wesentlich verbessern. Selbst wenn du dich bereits in guten medizinischen Händen fühlst, kann ich dir nur ans Herz legen, dich vor jedem Besuch vorzubereiten. Sonst gehst du möglicherweise am Ende aus der Praxis und hast manche Antworten nicht bekommen, weil du vergessen hast, die richtigen Fragen zu stellen.

Tipps zur Vorbereitung

- *Deine Kopfschmerzgeschichte:*
  Schreibe stichpunktartig deine Kopfschmerzgeschichte mit Beginn und Verlauf deiner Erkrankung auf. Zusätzlich kannst du den Ablauf einer Migräneattacke und deine Verhaltensmaßnahmen bei einer Attacke dokumentieren. Wenn deine Attacken unterschiedlich verlaufen oder sich deine Kopfschmerzarten ändern, dokumentiere auch dies.
- *Kopfschmerztagebuch:*
  Führe dein Kopfschmerztagebuch so regelmäßig wie möglich, vermerke darin auch die Tage mit Tabletteneinnahmen. Auf diese Weise kann die richtige Diagnose gestellt und eine Behandlung definiert werden.
- *Medikamentöse Maßnahmen:*
  Erstelle eine Liste mit allen Medikamenten, die du bereits (akut und/oder vorbeugend) eingenommen hast; vermerke auch, ob sie wirksam waren, ob es Nebenwirkungen gab und aus welchem Grund du sie gegebenenfalls abgesetzt hast.
- *Nicht medikamentöse Maßnahmen:*
  Ebenso kannst du eine Liste aller nicht medikamentösen Maßnahmen erstellen, die du ausprobiert hast oder die du immer noch durchführst.
- *Deine Fragen:*
  Notiere dir alle Fragen, die du stellen möchtest.
- *Mitschreiben:*
  Nimm einen Stift mit, damit du Antworten oder Erklärungen mitschreiben kannst.

All das kannst du zum ersten Besuch in einer neuen Praxis mitnehmen. Das hört sich vielleicht auf den ersten Blick viel an, aber wenn du diese Informationen einmal zusammengestellt hast, ist der größte Teil der Arbeit getan – sollten neue Punkte hinzukommen, kannst du diese einfach ergänzen. Ich habe beispielsweise einmal eine Liste über die vorbeugenden Medikamente zusammengestellt und die Zeiträume vermerkt, in denen ich sie genommen habe. Diese Liste habe ich abgespeichert und kann sie, wenn nötig, fortlaufend ergänzen. Sollte ein Wechsel der Praxis anstehen, kann ich darauf zurückgreifen. Eine solche Auflistung kann ich dir nicht nur für den Besuch in einer (neuen) Arztpraxis empfehlen, sie ist auch beim Antrag für einen Klinikaufenthalt oder bei einer Behörde überaus nützlich.

In der Regel ist die Behandlung von Migräne und Kopfschmerzen eine langfristige Angelegenheit. Wenn du daher regelmäßig zu deiner Ärztin oder deinem Arzt gehst, empfehle ich dir auch hier, dir vorab Gedanken zum Besuch zu machen.

Themen für den Besuch in einer Arztpraxis

- Wie erging es dir seit dem letzten Besuch?
- Wie viele Kopfschmerztage hattest du?
- Wie war der Verlauf der Kopfschmerzen?
- Wie war die Intensität der Kopfschmerzen?
- Welche Symptome hattest du? Haben sie sich verändert oder ist ein neues Symptom aufgetreten?
- Wie viele Medikamententage hattest du und wie gut haben die Medikamente gewirkt?

- Wie geht es dir mit der aktuellen Prophylaxe (nicht medikamentös und/oder medikamentös)?
- Kamen Fragen auf?

Mediziner:innen und Diagnosen

Bei jeder Erkrankung geht früher oder später die Suche nach einer Diagnose und auch die nach den passenden Ärzt:innen los. Ich selbst war bei mehreren Neurologinnen, Schmerzärztinnen und meinem Hausarzt. Wie bereits erwähnt, ist es nicht immer einfach, das richtige medizinische Team zu finden, und kann eine wirkliche Herausforderung sein. Im Anhang findest du Internetseiten, die eine Übersicht mit Empfehlungen für Ärztinnen und Ärzte geben, die sich auf Migräne spezialisiert haben. Trotzdem ist es wichtig, dass du die für dich richtige Person als medizinische Unterstützung findest.

Meine Mama hat Migräne und meine Oma mütterlicherseits hatte besonders als Kind oft starke »Kopfschmerzen« (damals wurde dem leider nicht weiter nachgegangen). Daher war die Erkrankung in unserer Familie bekannt und ich habe nicht nur meine Diagnose verhältnismäßig schnell bekommen, sondern auch schnell den Weg zu einer Neurologin gefunden. Ich kenne jedoch andere Betroffene, bei denen die Diagnose erst viele Jahre nach dem Auftreten der ersten Migräneattacke gestellt wurde. Insgesamt ist es sehr unterschiedlich, wie lange jemand auf seine Diagnose warten muss.

Migräne wird hauptsächlich über ein ausführliches Anamnesegespräch diagnostiziert, das deine Ärztin oder dein Arzt mit dir führt und in dem sie/er durch die richtigen Fragen Informationen über deine Krankheitsgeschichte und deine aktuellen Beschwerden erhält. Ziel des Gesprächs ist eine umfassende und genaue Anamnese, um anschließend eine Diagnose stellen und die Behandlung planen zu können. Aus diesem Grund ist die bereits beschriebene Vorbereitung auf den Besuch auch so wichtig. Das Anamnesegespräch kann durch weitere Maßnahmen wie bildgebende Verfahren – beispielsweise eine Magnetresonanztomografie (MRT) oder eine Computertomografie (CT) – oder Laboruntersuchungen ergänzt werden. Diese Verfahren werden jedoch eher zum Ausschluss anderer Erkrankungen durchgeführt oder wenn ein Verdacht auf eine andere Ursache der Kopfschmerzen besteht.

Darüber hinaus gibt es Diagnosekriterien der Migräne nach IHS-Klassifikation ICHD-3. Die ICHD (International Classification of Headache Disorders) ist eine ausführliche Klassifikation aller Kopfschmerzerkrankungen, die von der Internationalen Kopfschmerzgesellschaft (IHS) veröffentlicht wurde und als offizielle Kopfschmerzklassifikation der WHO gilt. Die verschiedenen Arten von Migräne sind, neben beispielsweise Kopfschmerzen vom Spannungstyp, Bestandteil dieser Klassifikation. Die Fragen, die dir von deiner Ärztin oder deinem Arzt in den Anamnesegesprächen gestellt werden, sind häufig Teil der Diagnosekriterien.

Um die richtige Behandlungsmethode zu finden, ist die Diagnose natürlich überaus wichtig. Dafür ist eine Ärztin oder ein Arzt notwendig, die oder der sich mit Migräne auskennt.

Solltest du dich nicht ernst genommen oder unwohl fühlen, kann ich dir nur ans Herz legen, dich nach einer Alternative umzuschauen. Wie bereits beschrieben, ist die Behandlung bei Migräne immer individuell und auch abhängig davon, ob du noch andere Kopfschmerzformen oder weitere Erkrankungen hast. Zudem kommt es auch auf Faktoren wie Häufigkeit, Dauer und Intensität der Migräneattacken an. Wichtig ist es, die drei Säulen im Blick zu haben: die Akuttherapie sowie die nicht medikamentöse Prophylaxe und die medikamentöse Prophylaxe.

Migräne im Leben der Frau

Da Frauen ungefähr doppelt so häufig von Migräne betroffen sind wie Männer und in ihrem Leben einige hormonelle Veränderungen durchlaufen, möchte ich den speziell Frauen betreffenden Themen ein eigenes Kapitel widmen.

Periode

Für viele Frauen mit Migräne ist die Periode auch mit Migräneattacken verbunden. Diese haben während dieser Zeit häufig einen schwereren Verlauf und dauern länger an. Grund für die Attacken in dieser Zyklusphase ist vermutlich die Veränderung des Östrogen- und Progesteronspiegels.[38] Unterschieden wird hierbei zwischen menstrueller Migräne und menstruationsassoziierter Migräne.

Wo liegt der Unterschied?[39]

- *Menstruelle Migräne:*
  Die Migräneattacken treten ausschließlich im Zeitraum der Menstruation auf. Dabei werden die beiden Tage vor und die ersten drei Tage während der Menstruation während mindestens zwei bis drei Zyklen betrachtet.
- *Menstruationsassoziierte Migräne:*
  Die Migräneattacken treten auch außerhalb der Menstruation auf – vermehrt jedoch während der Menstruation.

In der Leitlinie zur »Therapie der Migräneattacke und Prophylaxe der Migräne« wird darauf hingewiesen, dass sich die Akuttherapie einer Migräneattacke während der Periode nicht von der üblichen Therapie unterscheidet.[40] Ebenfalls wird die Prophylaxe thematisiert, diese ist jedoch sehr individuell, deshalb solltest du sie immer mit deinem medizinischen Team besprechen und am besten auch deine Frauenärztin oder deinen Frauenarzt mit ins Boot holen.

Antibabypille

Da die Antibabypille eine hormonelle Verhütungsmethode ist, greift sie in den Zyklus ein, was auch einen Einfluss auf die Migräne haben kann. Wie genau die Antibabypille die Migräne beeinflusst, lässt sich nicht vorhersagen. Sie kann sich sowohl verbessern als auch verschlimmern oder aber überhaupt nicht verändern. Bei Migräne mit Aura ist die östrogenhaltige Pille kontraindiziert – sie sollte also bei dieser Diagnose nicht eingenommen werden. Eine Alternative ist hier die gestagenhaltige Pille.[41]

Schwangerschaft und Stillzeit

Ich erlebe im Kontakt mit anderen an Migräne leidenden Menschen viele Fragestellungen. Einige davon beziehen sich auch auf die Schwangerschaft und machen wieder einmal deutlich, wie sensibel das Thema ist. Mich haben beispielsweise schon Fragen erreicht wie: »Kann ich mit Migräne überhaupt für ein Kind sorgen?«, »Was mache ich während einer Attacke in der Schwangerschaft?« oder »Wie wird sich mein Schlafrhythmus mit Kind auf die Migräne auswirken?«

Mit einer Erkrankung wie Migräne muss man sich über manche Dinge und Lebensbereiche einfach viel mehr Gedanken machen. So würde sich zum Beispiel das Thema Schwangerschaft bei mir persönlich so gestalten: Angenommen, mein Partner und ich würden die Entscheidung treffen, dass wir ein Kind bekommen möchten. Dann müsste ich zunächst meine medikamentöse Prophylaxe absetzen, da ich darunter nicht schwanger werden sollte. Vier Monate (so die Empfehlung meiner Neurologin) müsste ich dann warten, bevor wir es überhaupt versuchen dürften. Ob ich dann auch direkt schwanger werde? Dafür gibt es natürlich keine Garantie. Das bedeutet, dass ich mindestens vier Monate lang ohne medikamentöse Prophylaxe sein werde – entweder ich werde danach sofort schwanger (dann fällt die medikamentöse Prophylaxe auch erst mal für die kommenden Monate weg), oder aber es dauert eine unbestimmte Zeit, bis ich schwanger werde und in der ich weiter ohne Prophylaxe wäre. Wenn ich daran denke, wie viel Lebensqualität ich mit der Kombination aus medikamentösen und nicht medikamentösen Maßnahmen gerade zurückgewonnen habe, möchte ich mir gar nicht vorstellen, wie es wäre, wenn ein wichtiger Baustein wegfällt. Hinzu kommen noch all die weiteren Gedanken und Überlegungen zur Schwangerschaft selbst, zur Stillzeit sowie zum Alltag mit Kind *und* Migräne.

Bei fast 70 Prozent der Migränepatientinnen verbessert sich die Migräne in der Schwangerschaft oder die Migräneattacken bleiben sogar ganz aus.[42] Das ist natürlich eine sehr große Zahl an Frauen, denen es dadurch besser geht. Dennoch gibt es auch dafür keine Garantie und dann kommt recht schnell die Frage auf: Wie kann ich Attacken während der Schwangerschaft behandeln?

Zunächst einmal: Es gibt Medikamente, die du im Akutfall während der Schwangerschaft und auch in der Stillzeit nehmen kannst. Eine medikamentöse Prophylaxe sollte während der Schwangerschaft aber möglichst vermieden werden.

Es gibt jedoch auch Medikamente zur Prophylaxe, die während einer Schwangerschaft möglich sind.

Sowohl die Einnahme der Akutmedikamente als auch der vorbeugenden Medikamente ist jedoch teilweise abhängig davon, in welchem Schwangerschaftstrimester du dich gerade befindest. Daher solltest du dies sowohl mit deiner neurologischen als auch deiner gynäkologischen Praxis eng abstimmen und im Zweifel noch einmal in der aktuellen DNG/DMKG-Leitlinie sowie auf der Internetseite https://embryotox.de nachlesen.

Auch schon im Falle eines Kinderwunsches würde ich mich ganz offen mit meinen Ärztinnen besprechen. Mir gibt es Sicherheit, auf viele Fälle vorbereitet zu sein und zu wissen, was ich wann tun kann.

Wechseljahre

»Wenn du in den Wechseljahren bist, wird die Migräne besser.« Diesen Satz musste ich mir bereits mit Anfang 20 anhören und auch mit 30 hilft er mir nicht viel weiter, denn bis zu den Wechseljahren ist es noch eine Weile. Außerdem zeigte sich, dass sich bei mehr als 50 Prozent der Frauen nach der Menopause die Migräne nicht verändert und sich bei manchen sogar verschlimmert. Die Therapie der Migräne kann ebenso wie vor Beginn der Wechseljahre durchgeführt werden.[43]

In der Schmerzklinik

Nachdem ich bereits viele Jahre mit Migräneattacken zu kämpfen und auch schon einige medikamentöse Prophylaxen ausprobiert hatte, entschied ich mich irgendwann für einen stationären Aufenthalt in einer Schmerzklinik. In Deutschland gibt es nur wenige Kliniken, die sich auf Migräne spezialisiert haben. Es wird dabei unterschieden in Akuteinrichtungen und Rehabilitationseinrichtungen. Ein Akutaufenthalt als stationärer Krankenhausaufenthalt dauert normalerweise 16 Tage und ist beispielsweise in der Schmerzklinik Kiel oder der Migräne- und Kopfschmerzklinik Königstein in Hessen möglich. Der stationäre Aufenthalt als Rehabilitationsmaßnahme dauert zwischen drei und vier Wochen und ist in der Migräne- und Kopf Königstein oder der Berolina Klinik in Nordrhein-Westfalen möglich. Aufgrund medizinischer Indikation können beide Aufenthalte verlängert werden. Welche Unterlagen du genau für die Aufnahme benötigst, findest du in der Regel als Information auf der Internetseite der jeweiligen Klinik. Für den stationären Krankenhausaufenthalt bedarf es einer ärztlichen Verordnung zur Krankenhausbehandlung sowie des Nachweises der medizinischen Notwendigkeit.

Meine Neurologin befürwortete den Aufenthalt in einer Schmerzklinik und mein Hausarzt stellte mir schlussendlich die ärztliche Verordnung für die Krankenhausbehandlung aus. Nachdem ich meine Unterlagen für den stationären Krankenhausaufenthalt in der Schmerzklinik Kiel eingereicht hatte, konnte ich nach einer durch die Coronapandemie bedingten achtmonatigen Wartezeit endlich meinen Termin in Anspruch nehmen.

Bei der Schmerzklinik Kiel handelt es sich um eine Akutklinik mit vollstationärer Krankenhausaufnahme.

Dort werden Kopfschmerzerkrankungen – größtenteils Cluster-, Migräne- und Spannungskopfschmerzen, – mit einem neurologisch-verhaltensmedizinischen Ansatz behandelt. Das bedeutet, dass neben der ärztlichen Betreuung auch die wichtige Vermittlung von Wissen in Form von Abendseminaren stattfand. Zudem gab es Einzel- sowie Gruppentermine mit Physiotherapeut:innen und Psycholog:innen, aber auch Kursangebote aus der Sporttherapie sowie des Entspannungstrainings.

Bereits während der Ankunft fühlte ich mich gut betreut und dieses Gefühl blieb während meines gesamten Aufenthalts bestehen. Das Personal der Klinik ist den Umgang mit Kopfschmerz-Patient:innen gewohnt und es war für mich eine enorme Erleichterung, mich zu keinem Zeitpunkt rechtfertigen oder erklären zu müssen – das erlebe ich im Alltag schließlich eher selten.

Diese 16 Tage in der Klinik waren für mich persönlich auch deshalb sehr wertvoll, weil ich nicht nur viele Faktoren mit etwas Abstand von zu Hause reflektieren, sondern auch den Fokus voll und ganz auf mich richten konnte. Abgesehen davon hatte ich die Möglichkeit, ein weiteres Akutmedikament auszuprobieren, und meine medikamentöse Prophylaxe wurde zweimal während des Aufenthalts umgestellt bzw. angepasst, was zu Hause wahrscheinlich sehr viel länger gedauert hätte. Ich lernte die tägliche Visite sehr zu schätzen, denn auf diese Weise hatte ich jeden Tag die Möglichkeit, Fragen zu stellen und Punkte anzusprechen, für die im Gespräch mit meiner Neurologin nicht immer Zeit war. Durch Gespräche mit anderen Patient:innen und durch die Seminare am Abend kamen doch immer wieder neue Fragen und Impulse auf, die ich in der Visite teilweise noch einmal aufgegriffen und besprochen habe.

Ich stehe durch meinen Podcast, meinen Instagram-Account und die MigräneLiga mit vielen Betroffenen im Austausch. Dennoch empfand ich den Austausch in der Klinik mit den anderen Patient:innen als eine große Bereicherung. Die Möglichkeit, mit Menschen, die ebenfalls betroffen sind, gemeinsam durch den Tag zu gehen, ist etwas ganz Besonderes. Dass ich so einen guten Aufenthalt hatte, lag also definitiv auch an den tollen Menschen, die gemeinsam mit mir die Zeit in der Klinik verbrachten und mit denen ich sehr viele (lange) Gespräche geführt habe.

An meinem letzten Tag in der Klinik saß ich in Gedanken versunken auf meinem Bett und erinnerte mich an das Aufnahmegespräch. »Was sind Ihre Ziele für diesen Aufenthalt?«, hatten mich sowohl die für mich zuständigen Ärztinnen als auch meine Psychotherapeutin gefragt. Meine Erwartungen waren nicht besonders hoch, denn ich war durch die Recherche für meinen Podcast schon zuvor gut über die Krankheit informiert gewesen. Mir war also absolut klar, dass ich keine Wunderheilung zu erwarten hatte. Meine Ziele waren daher: den ein oder anderen Impuls mitnehmen, meine Situation mit der medikamentösen Prophylaxe verbessern, eine Auszeit von zu Hause, Zeit nur für mich und der Austausch mit anderen Betroffenen. Hinter jedes dieser Ziele konnte ich einen Haken setzen, demnach wurden meine Erwartungen erfüllt. Im Grunde wurden sie sogar übertroffen, denn ich hatte dort eine wirklich gute Zeit.

Ich packe meine Tasche für die Klinik und nehme mit …

- bequeme Kleidung und Hausschuhe für den Alltag in der Klinik
- Sportkleidung und Sportschuhe für die Kurse
- Trinkflasche
- Armbanduhr, um nicht immer das Handy dabeihaben zu müssen
- kleine Tasche oder Jutebeutel für Handtuch, Zimmerkarte etc.
- eigenes Kissen, um etwas Vertrautes dabeizuhaben

- Buch, Kopfhörer, Tablet für Wochenenden und Pausen
- Schlafmaske, damit es wirklich dunkel ist zum Schlafen
- Versichertenkarte
- Lieblingssnacks
- Reisewaschmittel und/oder Kleingeld für die Waschmaschine

Was ich hier aufgelistet habe, sind die Sachen, die ich dir neben den »ganz normalen« (Kleidung, Körperpflegeartikel etc.) und den persönlichen Dingen empfehlen kann und die du auch sonst mitnimmst, wenn du auf Reisen gehst. Ich habe von der Klinik vor der Anreise auch noch eine Packliste bekommen. Trotzdem war ich sehr dankbar, dass mir einige meiner Follower schon vorab ein paar Tipps gegeben haben. So wurde mir empfohlen, möglichst viel bequeme Kleidung einzupacken – und das war auch gut so, denn ich hatte während meiner Zeit in der Klinik kein einziges Mal eine Jeans an. Ich würde dir trotzdem empfehlen, auch Straßenkleidung einzupacken, da in den meisten Kliniken am Wochenende wenig bis gar nichts auf dem Programm steht und du – wenn es dir gut geht – die Umgebung erkunden oder auch einen Ausflug machen kannst. Wir waren beispielsweise an einem Tag Stand-Up-Paddling und haben eine schöne Zeit auf dem Wasser verbracht. Eigentlich wäre ich noch gerne Boot gefahren, aber wie so oft hatte meine Migräne andere Pläne.

Migräne und das Risiko für weitere Krankheiten

Manchmal kommt die Migräne leider nicht allein, sondern hat noch andere Erkrankungen im Gepäck. Natürlich kann dieses Kapitel nicht alle Krankheiten aufführen und auch die genannten nur anreißen, für die Früherkennung und die Behandlung kann es jedoch sinnvoll sein, wenn du weißt, welche Krankheiten gemeinsam mit Migräne auftreten können.

So ist beispielsweise bei Menschen mit Migräne das Risiko für Depressionen, Angsterkrankungen und auch Suizid drei- bis siebenmal höher als bei gesunden Menschen.[44]

> **Du leidest an oder hast Suizidgedanken?**
>
> Bei der Telefonseelsorge findest du online per Chat oder telefonisch unter den kostenlosen Hotlines 0800–1110111 und 0800–1110222 rund um die Uhr Hilfe. Die Beratungsgespräche finden anonym statt und werden vertraulich behandelt.

Depressionen

Schätzungsweise 8,2 Prozent der deutschen Bevölkerung leiden unter Depressionen. Dabei handelt es sich um eine ernste psychische Erkrankung, die die Gedanken, Gefühle und Handlungen der Betroffenen beeinflussen kann. Zudem kann sie Hirnfunktionen und andere Funktionen des Körpers stören. Symptome können eine anhaltende gedrückte Stimmung,

Antriebslosigkeit, der Verlust von Interessen, aber auch Schlaflosigkeit oder Appetitlosigkeit sein.

Erkrankte Menschen können sich meist nicht allein aus ihrer Antriebslosigkeit und den negativen Gedanken befreien. Manche Betroffenen haben sogar Suizidgedanken. Aber es gibt inzwischen gute und effektive medikamentöse und psychotherapeutische Behandlungsmöglichkeiten.[45][46]

Angsterkrankungen

Angst zu haben, ist normal und sogar lebensnotwendig, weil sie uns beispielsweise davor schützt, die Hand in einen Tigerkäfig zu stecken oder uns bei Gewitter unter einen Baum zu stellen. Wenn die Angst jedoch zu stark wird, kann sie krank machen und sich zu einer Angststörung entwickeln. Formen können verschiedene Phobien, generalisierte oder soziale Angststörungen und Panikstörungen sein. Wenn Angsterkrankungen nicht behandelt werden, können sie immer stärker werden und sich auch auf das Umfeld von Betroffenen auswirken.[47]

Endometriose

Es gibt mehrere Studien, die einen Zusammenhang zwischen Migräne und Endometriose zeigen. So belegt eine Studie, dass Frauen, die unter Endometriose leiden, ein doppelt so hohes Risiko für Migräne haben wie Frauen ohne Endometriose.[48] Eine weitere Studie zeigt, dass bei Frauen mit Migräne endometriosebedingte Schmerzen stärker ausgeprägt sind als bei anderen Frauen. Die Forschenden empfehlen daher, dass Frauen mit Migräne auch auf Endometriose untersucht werden sollten.[49]

In Deutschland sind ungefähr zwei Millionen Frauen von Endometriose betroffen. Bei dieser Erkrankung wächst Gewebe, das der Gebärmutterschleimhaut ähnelt, außerhalb der Gebärmutter. Diese sogenannten Endometrioseherde können sich überall im Körper ansiedeln, wie zum Beispiel an den Eierstöcken, dem Darm oder dem Bauchfell. Sie sind zwar gutartig, können aber zu Zystenbildung und Entzündungen führen.

Eine Endometriose kann sich – wie auch die Migräne – sehr individuell zeigen. Symptome können beispielsweise starke Unterleibsschmerzen sein, die abhängig oder unabhängig vom Zyklus auftreten, aber auch Zwischenblutungen, Rückenschmerzen, Blasen- und Darmbeschwerden, Schmerzen beim Geschlechtsverkehr oder ein unerfüllter Kinderwunsch. Es gibt allerdings auch Betroffene, die keinerlei Schmerzen haben und dementsprechend keine Behandlung benötigen. Bestehen jedoch Beschwerden, gibt es medikamentöse und operative Therapiemöglichkeiten. Nach dem aktuellen Stand der Wissenschaft ist Endometriose nicht heilbar. Häufig wird eine hormonelle Therapie eingesetzt, um Schmerzen zu lindern.[50]

Wie du zur Expertin / zum Experten deiner Migräne wirst

Nachdem ich – wie bereits berichtet – jahrelang vielen »gut gemeinten« Ratschlägen hinterhergejagt bin und fast alles ausprobiert habe, was mir von Menschen empfohlen wurde, die gar keine Migräne haben, hatte ich irgendwann die Nase voll.

Ich wollte die Kontrolle zurückgewinnen und selbst zur Expertin meiner Krankheit werden. Nachfolgend ein paar Tipps, wie auch du dir dieses Wissen aneignen kannst.

So baust du deine Expertise auf

Lerne deine Migräne kennen

Was mir hilft, muss nicht zwangsläufig auch dir helfen und umgekehrt. Deshalb ist es so wichtig, dass du deine Migräne kennenlernst. Führe ein Kopfschmerztagebuch und schreibe deine persönliche »Migränegeschichte« auf. Hat sich die Migräne verändert? Wie zeigt sie sich aktuell?

Wissen ist Macht

Eigne dir Wissen über Migräne an, damit du verstehst, was in deinem Körper vor sich geht und was es mit dieser Erkrankung auf sich hat. Informiere dich auf seriösen Seiten und bleibe auch auf dem neusten Stand. Gerade in den letzten Jahren hat sich einiges in der Forschung getan und das ist wichtig zu wissen. Das Thema »Wissen« wird dir noch häufiger in diesem Buch begegnen, weil ich es für einen der wichtigsten Aspekte im Umgang mit der Krankheit halte. Im Anhang findest du auch noch weiterführende Links zu seriösen Quellen.

Grundsätzlich prüfst du Informationen, indem du zunächst schaust, von wem ein Beitrag kommt und ob eine (seriöse) Quelle angegeben ist. Wann immer ein Heilversprechen gegeben wird, solltest du skeptisch sein. Vor allem in den sozialen Medien ist es wichtig, Beiträge bewusst zu konsumieren und Inhalte kritisch zu hinterfragen.

Bau dir dein medizinisches Team auf

Suche dir eine gute neurologische sowie allgemeinmedizinische oder internistische Praxis, in denen du dich aufgehoben fühlst. Für mich funktioniert es inzwischen mit meinem Hausarzt und meiner Neurologin in Kombination hervorragend – deshalb spreche ich auch vom medizinischen Team. Ich weiß immer, mit welchem Anliegen ich mich an wen kann. Vergiss dabei nicht, dass die Entscheidung für eine Behandlung am Ende immer bei dir liegt, denn du kennst dich und deine Migräne am besten.

Du darfst und sollst für dich einstehen. Wenn du dich nicht ernst genommen fühlst, dann ist die Praxis nicht die richtige für dich.

Übe dich in Achtsamkeit

Achtsamkeit kann dir dabei helfen, sensibler mit dir selbst umzugehen und die Signale deines Körpers deutlicher wahrzunehmen. Sie kann dich einerseits im Hinblick auf die Migräne unterstützen, indem du beispielsweise Vorboten oder mögliche Trigger einer Migräneattacke früher wahrnimmst. Andererseits kann Achtsamkeit dir auch dabei helfen, zu erkennen, was dir in der Therapie der Migräne guttut und was nicht.

Hab Geduld mit dir

Es braucht Zeit, dich und die Vorgänge in deinem Körper zu verstehen. Genauso wie es Zeit brauchen kann, das richtige medizinische Team und die passenden Behandlungen sowie Therapien zu finden. Sei hier geduldig mit dir und gib nicht so schnell auf.

Ich weiß, es ist nicht immer einfach. Es gibt Tage und Momente, da kann es mit dieser Erkrankung auch trotz Expertise anstrengend sein. Ebenso kann es auch weiterhin Momente geben, in denen du dich hilflos und verzweifelt fühlst. Aber ich habe selbst gemerkt, wie enorm es mir hilft, meine eigene Expertin zu sein. Es gibt mir das Gefühl zurück, die Kontrolle über mein Leben zu haben. Gleichzeitig hilft es mir, Ärztinnen und Ärzten auf Augenhöhe zu begegnen und auch im privaten Umfeld nicht jeden Ratschlag anzunehmen. Ich merke inzwischen sehr schnell, ob ich ernst genommen werde oder nicht und wie gut mein Gegenüber sich mit Migräne auskennt. Das gibt mir die Möglichkeit, wenn notwendig, viel schneller als früher eine Grenze zu ziehen.

Dennoch gibt es immer wieder Momente, in denen ich so perplex über die Aussage meines Gegenübers bin, dass ich erst mal nicht so schlagfertig reagiere, wie ich gerne würde. Zuletzt war das auf einer Messe am Stand der MigräneLiga e. V. Deutschland der Fall, als ein Besucher mich prüfend anschaute und dann sagte: »Haben Sie wirklich selbst Migräne? Das sieht man Ihnen aber gar nicht an.« Ich habe mich dann relativ schnell gefangen und ihm erst einmal erklärt, dass ich zwar gerade nicht unter einer Migräneattacke leide, aber dennoch Migräne – also die Krankheit – habe. Wenn ich Expertin meiner Erkrankung bin, kann ich also auch etwas bewirken, indem ich aufkläre.

KAPITEL 4

Leben mit Migräne

Es gibt Momente, da empfinde ich es als richtig unfair, krank zu sein. Migräne beeinträchtigt das Leben auf so vielen Ebenen und es sind bei Weitem nicht »nur« die Attacken. Manchmal bin ich wütend, weil ich den Eindruck habe, dass nur ich sehe, welchen Kampf ich führe. Das frustriert mich und ich fühle mich ungerecht behandelt. Andere bemerken meist nicht, wie oft es mir nicht gut geht und ich trotzdem meinen Alltag meistere. Sie sehen nicht, wie oft ich über meine Grenzen gehe und mich durch den Tag quäle (was ich eigentlich nicht sollte, aber trotzdem viel zu häufig mache). Meine Krankheit ist unsichtbar. Dass es mir wohl nicht gut geht, vermuten die anderen nur, wenn ich nicht da bin. Wenn es mir so richtig dreckig geht, dann bin ich nämlich zu Hause, und das bekommt nur mein Partner mit.

Hinzu kommt das fehlende Verständnis von Außenstehenden. Ich kann ihnen auch nicht einmal immer einen Vorwurf machen: Migräne ist schwer zu greifen und es bedarf viel Kommunikation, Kennen des eigenen Körpers und Wissen über Migräne, um anderen wirklich zu erklären, wie es mir geht.

Leider gehört eben auch das zur Migräne – ich kämpfe, aber die wenigsten sehen es.

Das Leben mit Migräne hat viele Facetten und bringt eine ganze Reihe an Herausforderungen mit sich. Es gibt schlechte Tage. Tage der Einsamkeit und Dunkelheit. Tage mit Schmerzen. So wirklich verstehen können das vermutlich nur Menschen, die selbst betroffen sind. Es bedarf sehr viel Kommunikation mit dem Umfeld über die Krankheit und trotzdem besteht das Risiko, nicht ernst genommen zu werden.

Gerne möchte ich an dieser Stelle noch einen Text teilen, den ich im Mai 2023 auf Instagram gepostet habe und den ich ganz passend zu den Gedanken rund um das Leben mit Migräne finde:

Was bringt die Zukunft?

Es gibt momentan öfter Momente, in denen ich dasitze und mich frage, wie alles in Zukunft weitergeht. Von außen sieht das Leben häufig so leicht aus. Doch das ist es nicht immer. Meine letzten Jahre waren von Schmerzen und Einschränkungen geprägt. Seit letztem Jahr habe ich endlich eine medikamentöse Prophylaxe, die mir gut hilft und verbunden mit den nicht medikamentösen Maßnahmen sehr viel Lebensqualität zurückgibt. Dafür bin ich sehr dankbar.

Trotzdem sind Gedanken da, ob das auch in den nächsten Monaten oder Jahren so anhalten wird und wie die nächsten Jahre werden. Ende zwanzig empfinde ich als komisches Alter. In meinem Umfeld heiraten gerade viele, bauen Häuser und die ersten bekommen Kinder. Und ich möchte dagegen einfach nur Zeit für mich, Zeit für Urlaub und Zeit für Menschen, die mir wichtig sind. Mir persönlich wäre alles andere gerade zu viel. Damit bin ich prinzipiell okay. Trotzdem sind die Gedanken da, was die Zukunft bringt und wie sich die Leben der anderen gerade verändern.

Ich weiß, dass ich nicht allein bin und dass sich Menschen mit Erkrankungen noch ganz andere Fragen stellen müssen, wenn es um die Zukunftsplanung geht. Viele können nicht nachvollziehen, dass für Menschen mit einer Erkrankung und/oder Behinderung solche Entscheidungen schwerer zu treffen sind, da wesentlich mehr Fakten mit hineinspielen …

Ich bin mir nicht sicher, wo ich mit diesem Text hin möchte. Es sind gerade meine Gedanken und ich möchte einfach dafür sensibilisieren, dass Lebensentwürfe unterschiedlich aussehen können und manchen Menschen Entscheidungen schwerer fallen. Vielleicht können wir uns generell einfach gegenseitig weniger bewerten und mehr Verständnis füreinander aufbringen.

Gut gemeinte Ratschläge

»Hast du genug getrunken?« »Wenn ich Kopfschmerzen habe, nehme ich eine Tablette, und dann ist alles wieder gut!« »Mit ein bisschen Bewegung gehen deine Kopfschmerzen sicher weg!« »Du solltest wirklich nicht so viele Medikamente nehmen!« Solche oder ähnliche gut gemeinte Ratschläge kennen wir vermutlich alle. Leider helfen sie meistens jedoch nicht weiter. Ich habe seit über zehn Jahren Migräne und bin noch nie von selbst auf die Idee gekommen, mehr Wasser zu trinken *Ironie off*.

Auch wenn den Ratschlägen in den meisten Fällen durchaus guter Wille zugrunde liegt, steckt dahinter häufig Unwissenheit und ein Mangel an Informationen. Doch Ratschläge können Betroffene auch verletzen und ihnen den Eindruck vermitteln, dass sie nicht ernst genommen werden. Gleichzeitig schwingt mit, dass sie nicht alles versuchen, um gesund zu werden, wenn sie nicht jedem Rat folgen. Da Migräne eine Krankheit ist, die einerseits in der Gesellschaft sehr präsent ist – immerhin sind mehrere Millionen Menschen allein in Deutschland betroffen – und andererseits nach wie vor mit vielen Mythen belastet ist, haben scheinbar alle einen »Tipp« auf Lager.

Ich persönlich würde beispielsweise niemals auf die Idee kommen, einem Menschen mit Alzheimer, Morbus Crohn oder Diabetes einen Ratschlag bezüglich seiner Erkrankung zu erteilen. Wenn jemand *wirklich* Interesse hat, dann wäre die bessere Vorgehensweise, der/dem Betroffenen einfach Fragen zur Krankheit zu stellen. Nur machen das leider die wenigsten Menschen. Wenn sie jedoch etwas mehr über die Erkrankung erfahren und dadurch ein wenig besser verstehen, was Migräne überhaupt ist, kommt ihnen meiner Erfahrung nach meist kein Ratschlag mehr über die Lippen.

Natürlich kommt es auch immer darauf an, wer dir den Rat erteilt. Vielleicht würdest du Arbeitskolleg:innen eine andere Antwort darauf geben als deinen Freund:innen. Wichtig ist, dass du dir selbst bewusst wirst, wie du mit solchen Ratschlägen umgehen möchtest, und das dann auch ganz klar kommunizierst.

Ich gehöre leider nicht zu den besonders schlagfertigen Menschen und fühle mich oft von Situationen so sehr überrumpelt, dass mir in dem entsprechenden Moment keine passende Antwort einfällt. Die besten Argumente kommen mir manchmal erst drei Tage später. Sollte es dir genauso gehen, kann ich dir eine gute »Vorbereitung« für solche Momente empfehlen. Das bedeutet, dass du dich an einem guten Tag hinsetzt und dir überlegst: Wie möchte ich in verschiedenen Situationen reagieren? Es ist auch ein großer Vorteil, wenn du dir einzelne Sätze zurechtlegst, auf die du dann bei Bedarf zurückgreifen kannst. Natürlich kannst du dich nicht auf jede Situation vorbereiten. Da malt man sich 99 Szenarien aus und dann kommt etwas völlig Unerwartetes. Aber ich fühle mich durch diese Vorbereitung trotzdem sicherer und habe schon öfter auf die zurechtgelegten Sätze zurückgreifen können.

Wird mir ein solch gut gemeinter Ratschlag entgegengebracht, dann entscheide ich inzwischen schnell, ob es sich lohnt aufzuklären oder ob ich meine Energie eher schützen sollte. Nicht alle Menschen haben ein *wirkliches* Interesse daran, mehr über

Migräne zu erfahren. Viele möchten einfach »ihren Senf dazugeben«. Sosehr ich auch für Aufklärung einstehe und so wichtig ich Aufklärungsarbeit finde: Bei manchen Menschen und ihren Ansichten macht es in meinen Augen wenig Sinn, zu diskutieren. Ich steigere mich am Ende nur rein, bin enttäuscht und wütend. In diesen Fällen ist es für mich besser, meine Energie zu schützen und ganz klar eine Grenze aufzuzeigen, sonst ist die nächste Migräneattacke vorprogrammiert.

Ich versuche dennoch, immer freundlich zu bleiben, denn es steckt (in den meisten Fällen) keine böse Absicht dahinter. Trotzdem formuliere ich meine Antwort so, dass möglichst keine Diskussion daraus entstehen kann. Auf die Frage »Hast du genug getrunken?« antworte ich schlicht: »Ja, ich habe genug getrunken.« In den meisten Fällen hat sich das Thema damit erledigt.

Drei Möglichkeiten, auf gut gemeinte Ratschläge zu reagieren:

- »Ich verstehe dein Interesse, aber ich möchte mich gerade nicht über meine Krankheit unterhalten.«
- »Du trittst mir mit deinem Ratschlag ungefragt zu nahe. Ich möchte nun bitte das Thema wechseln.«
- »Ich bin gut über meine Erkrankung informiert und entscheide aufgrund meines Wissens und in Rücksprache mit meiner Ärztin, welche Maßnahmen in meinem individuellen Fall sinnvoll sind.«

Ich möchte an dieser Stelle noch einmal betonen: Du musst dich für deine Krankheit(en) nicht rechtfertigen und du bist auch nicht schuld daran!

Wenn du bemerkst, dass dein Gegenüber ernsthaftes Interesse zeigt, dann kannst du kurz erklären, was Migräne ist und wie es dir damit geht.

Eine solche Erklärung kann beispielsweise sein: »Migräne ist eine neurologische Erkrankung des Gehirns, die nach aktuellem Stand der Wissenschaft nicht heilbar ist. Sie zählt laut WHO zu den am meisten behindernden Krankheiten. Die Ursachen sind komplex: Die Genetik spielt eine Rolle, aber auch die Reizverarbeitung des Gehirns ist eine besondere.«

Im Anschluss kannst du hinzufügen, wie sich Migräne bei dir zeigt oder wie es dir damit geht. Bei mir ist das beispielsweise: »Wenn ich Migräne habe, dann habe ich sehr starke Kopfschmerzen, verbunden mit Licht-, Lärm- und Geruchsempfindlichkeit. Meist ist mir übel und bei starken Attacken kommt Erbrechen hinzu. Im Akutfall hilft mir dann eigentlich nur der Rückzug und/oder eine spezielle Schmerztablette.«

Auf diese Weise kannst du kurz und knapp die Thematik erklären. Oft genügt dies schon, damit die Menschen Respekt vor der Krankheit bekommen. Manchmal entwickeln sich daraus lange Gespräche, aber manchmal wissen die betreffenden Personen auch nicht, wie sie mit der Situation umgehen sollen. In meinen Augen ist das auch in Ordnung, denn Migräne ist eben ein sehr komplexes Thema und deshalb für Außenstehende oft sehr schwer zu verstehen. Es gibt Menschen, die noch nie in ihrem Leben Kopfschmerzen gehabt haben – wie sollen sie dann Migräne verstehen?

Partnerschaft und Familie

Migräne beeinflusst Partnerschaften und Familien, denn sie bringt ohne Frage jede Menge Herausforderungen mit sich. Die Krankheit kann nicht nur für die betroffene Person eine starke Belastung sein, sondern auch für deren Angehörige. Es bedarf deshalb sehr viel Offenheit und Kommunikation von beiden Seiten, um ein Leben mit Migräne zu gestalten.

Ich weiß, das ist leichter gesagt als getan. Mir selbst fällt es oft schwer, zu beschreiben, wie es mir geht. Da es während einer Migräneattacke besonders schwierig für mich ist, habe ich mir angewöhnt, in einer solchen Situation nur die nötigsten Dinge zu besprechen. Ausführlichere Gespräche über meine Bedürfnisse und Gefühle führe ich nur noch an guten Tagen. Diese Gespräche sind sehr wichtig, denn die Menschen in deinem Umfeld können nur verstehen, wie es dir geht, wenn du mit ihnen sprichst. Im Austausch mit Angehörigen kam immer wieder das Stichwort »Hilflosigkeit« zur Sprache. Sie fühlen sich hilflos, weil sie den Eindruck haben, dass sie nichts gegen die Migräne tun können. Jedoch gibt es auch für sie Möglichkeiten, wie sie Menschen mit Migräne unterstützen können. Wichtig ist dabei aber zu bedenken, dass Migräne sich individuell sehr unterschiedlich zeigen kann. Deshalb ist auch hier die Kommunikation besonders wichtig. Zudem kann es sowohl dir als auch deinen Angehörigen helfen, wenn ihr euch Wissen aneignet. Dazu müssen jedoch das Interesse und die Bereitschaft vorhanden sein, sich mit dem Thema auseinanderzusetzen. Sollte das nicht der Fall sein, wird es nichts bringen, jemanden dazu zu drängen, sich mit dem Thema Migräne zu beschäftigen.

Da die Erkrankung auch für Angehörige eine Belastung sein kann, gibt es – genauso wie für Menschen mit Migräne – auch für sie Selbsthilfegruppen. Manchmal tut schon allein der Austausch mit anderen, die die eigenen Gefühle und Probleme verstehen, sehr gut.

Was können Angehörige bei Migräneattacken tun?

Verständnis zeigen

Viele Menschen mit Migräne fühlen sich mit ihrer Erkrankung nicht gesehen. Daher ist es umso wichtiger, dass sie sich in der Partnerschaft und/oder der Familie verstanden fühlen. Auch wenn Angehörige vielleicht nicht nachempfinden können, wie sich Migräneattacken anfühlen, ist das Verständnis eine große Hilfe. In diesem Zusammenhang kann »Ich glaube dir« ein wertvoller Satz sein.

Unterstützung anbieten

Kläre vor einer Attacke, was dir hilft und was nicht, damit deine Angehörigen auch wissen, wie sie dich in einer solchen Situation am besten unterstützen können. Manchmal genügt es vielleicht schon, wenn dir jemand ein Kühlpad bringt oder für Ruhe und Dunkelheit sorgt. Am besten zeigst du den dir nahestehenden Menschen auch, wo deine Medikamente sind, damit sie sie dir schnell bringen können, wenn du sie brauchst.

Angehörige können dich in einer Attacke auch unterstützen, indem sie auf regelmäßige Mahlzeiten achten und dir – falls du während einer Attacke überhaupt essen kannst – etwas zubereiten. Oder sie können dir zwischendurch etwas zu trinken bringen (ich mag zum Beispiel Kräutertee recht gerne, weil er meinen Magen etwas beruhigt).

Im Alltag entlasten

Gibt es etwas, das dich im Alltag entlasten könnte? Vielleicht sind es die vielen Reize beim Einkaufen oder die Lautstärke des Staubsaugers, die dir zu schaffen machen. Dann kann es eine Entlastung sein, wenn dir dein:e Partner:in oder ein anderes Familienmitglied diese Tätigkeiten abnimmt und du dafür etwas anderes im Haushalt erledigst.

Akzeptanz aufbringen

In vielerlei Hinsicht ist Akzeptanz im Umgang mit Migräne wichtig – und das betrifft nicht nur uns als Erkrankte. Auch wenn sie selbst nicht körperlich betroffen sind, ist es für Angehörige nicht immer leicht, die Migräne mit all ihren Herausforderungen im Alltag zu akzeptieren. Darüber hinaus gibt es auch immer wieder Momente, in denen man einfach nichts tun kann und warten muss, bis eine Migräneattacke vorübergegangen ist. Das zu akzeptieren, ist nicht immer leicht.

Als mein Freund und ich uns kennenlernten, mussten wir auch erst einen Weg mit Migräne finden. Es waren – und sind nach wie vor – viele Gespräche notwendig, um zu beschreiben, wie es mir geht und was ich benötige. Allein die Wichtigkeit des regelmäßigen Rhythmus im Alltag ist ein Punkt, dessen Klärung eine Weile gedauert hat, bis wir ihn gut in den Alltag integriert hatten. Inzwischen nehmen wir zu einem Ausflug immer etwas zu essen mit, damit ich im Notfall etwas dabeihabe und wir nicht ewig nach einem Restaurant suchen müssen.

Auch das Absagen von Verabredungen und Veranstaltungen war ein Thema. Wenn ich wegen einer Migräneattacke eine Veranstaltung absagen muss, dann habe ich meinen Freund immer ermutigt, allein dort hinzugehen. Nur weil es mir schlecht geht und ich keinen schönen Abend haben kann, muss das nicht gleichzeitig bedeuten, dass auch mein Partner darauf verzichten muss. Ihm geht es schließlich gut.

Mein Freund musste sich erst darauf einstellen, auch oft allein unterwegs zu sein. Er hat immer Verständnis dafür, wenn ich ihn nicht begleiten kann und zu Hause bleiben muss. Andererseits würden Schuldzuweisungen und Unzufriedenheit darüber, dass ich eine Migräneattacke habe, auch zu nichts führen. Wenn eine Person in der Partnerschaft oder Familie Migräne hat, wird es leider immer wieder vorkommen, dass diese eine Verabredung kurzfristig absagen muss. Das bringt die Erkrankung mit sich und kann zu einer Enttäuschung auf beiden Seiten führen.

Für Kinder wird es nicht immer verständlich sein, warum Mama oder Papa nicht bei einer Aufführung dabei sein kann. Auf der anderen Seite ist es für Mama oder Papa mindestens ebenso schlimm, das nicht miterleben zu können. Es bedarf wie gesagt viel Kommunikation, trotzdem ist es manchmal einfach enttäuschend und fühlt sich nicht fair an.

Nicht nur im direkten, sondern auch im weiteren Familienkreis sollte über Migräne und die damit verbundenen Bedürfnisse offen gesprochen werden. Es gibt immer wieder Treffen, an denen ich nicht teilnehmen kann oder von denen ich mich früher verabschiede. Die Hintergründe entsprechend zu erklären und klar die Grenzen zu setzen, kann im Verständnis füreinander und im Umgang miteinander helfen.

Beispielsweise musste ich meine Essenszeiten klar ansprechen. Während es für andere keine Rolle spielt, wann gegessen wird, ist es für mich überaus wichtig, meine Zeiten einzuhalten. Auch ist für mich eine laute Geräuschkulisse sehr anstrengend und ich muss mich dann irgendwann zurückziehen. Nicht alle können das nachvollziehen, und bevor es zu Missverständnissen führt, spreche ich es lieber an.

Auch mein Freund musste in seinem Freundeskreis erst einmal erklären, dass ich Migräne habe und für mich beispielsweise Partys oder Clubbesuche einfach sehr anstrengend sind. Deshalb halte ich es für so wichtig, dass sich auch die Partnerin oder der Partner mit der Krankheit auseinandersetzt und gleichzeitig beschreiben kann, wie es der betroffenen Person geht.

Also bitte: Sprecht miteinander!

Freundschaften

Ich fühle mich in letzter Zeit oft einsam. Und ich finde auch, dass Migräne eine gewisse Einsamkeit mit sich bringt.

Es ist nicht nur die Einsamkeit während der Attacken, wenn ich allein in meinem Bett liege. Im dunklen Zimmer darauf warte, dass der Schmerz oder die Übelkeit vergeht. Es sind auch Freunde, die sich nach und nach weniger melden oder irgendwann einfach ohne mich planen. Die sich schwertun mit der Krankheit und den

> Einschränkungen, die sie mit sich bringt. Und ich verstehe, dass es einfacher ist, mit gesunden Menschen zu planen und mit gesunden Menschen Beziehungen zu pflegen. Aber traurig macht es mich trotzdem, wenn sich Menschen abwenden, die mir wichtig sind. Und es macht mich einsam.

Diesen Text habe ich Anfang 2022 in einem traurigen Moment geschrieben und gemeinsam mit einem Bild auf Instagram gepostet. Er hat in der Community viele angesprochen und nicht nur viele Likes bekommen, sondern auch zahlreiche mitfühlende Kommentare. Es tut gut, zu wissen, dass ich mit meinen Gefühlen nicht allein bin, und gleichzeitig macht es mich auch traurig, dass es vielen Menschen da draußen ähnlich geht.

Wirklich einsam fühle ich mich selten. Ich kann gut mit mir allein sein und mache auch oft Dinge allein, wie in den Urlaub fahren oder Konzerte besuchen. Um wieder Energie zu tanken und Selbstfürsorge zu betreiben, brauche ich manchmal sogar die Zeit allein ganz dringend. Aber natürlich gibt es sie zwischendurch trotzdem immer mal wieder, die Momente der Einsamkeit. Sie kommen bei mir vor allem dann auf, wenn ich das Gefühl habe, dass die Welt an mir vorbeizieht oder ich nicht mehr zu Treffen eingeladen werde.

Ich habe allerdings das große Glück, dass die meisten meiner Freund:innen sehr verständnisvoll sind. Sie nehmen Rücksicht auf mich, wenn es mir nicht gut geht oder ich etwas brauche, und sie denken mit. Manche Freundschaften sind durch die Krankheit sogar noch enger und tiefer geworden, aber nicht alle haben gehalten.

Dass sich Freundschaften im Laufe des Lebens verändern, erleben wahrscheinlich so ziemlich alle Menschen. Jedoch habe ich zusätzlich die Erfahrung gemacht, dass nicht alle Menschen damit umgehen können, wenn jemand in ihrem Umfeld krank ist beziehungsweise krank wird. Das ist traurig und schade, aber leider die Realität.

Viele würden jetzt vermutlich behaupten: »Das sind keine echten Freunde«, aber ich denk nicht, dass man das so pauschal sagen kann. Ich glaube immer erst einmal an das Gute im Menschen und manchmal sind Freund:innen und Bekannte einfach überfordert mit der Situation oder wissen nicht, wie sie damit umgehen sollen. Aber ja, andere sind auch einfach egoistisch und wollen sich nicht einschränken (lassen). Um diese Menschen ist es dann nicht ganz so schade, es kann aber trotzdem wehtun – manchmal sogar doppelt, weil du nicht nur die Person als Freund:in verloren, sondern dich auch noch in ihr getäuscht hast.

Mein Freundeskreis hat sich im Laufe der letzten Jahre verkleinert und das macht mir in manchen Momenten sehr zu schaffen. Ich möchte definitiv nicht sagen, dass daran nur die anderen schuld sind. Mit Sicherheit habe ich auch meinen Teil dazu beigetragen, indem ich mich beispielsweise seltener gemeldet habe. Mir hat an vielen Tagen einfach die Kraft gefehlt und ich musste mit meinen Ressourcen haushalten. Manche dieser Freundschaften kann man bestimmt wieder aufleben lassen, andere eher nicht.

Wie in allen Beziehungen hilft es auch hier, darüber zu sprechen. Nutze für diese Gespräche immer Tage, an denen es dir gut geht. An schlechten Tagen auch noch ernste und wichtige Gespräche zu führen, ist nicht unbedingt hilfreich. Ich habe gute Erfahrungen damit gemacht, darüber zu sprechen, wie ich Migräne sowie die einzelnen Attacken erlebe und was ich dabei brauche beziehungsweise was mir hilft. Je besser du erklärst, was los ist, desto besser kann dein Gegenüber die Situation verstehen und einschätzen. Es kann dennoch passieren, dass jemand überfordert reagiert. Wenn du das bemerkst, ist es auch hier die beste Lösung, das anzusprechen und die Überforderung erst einmal zu akzeptieren. Manchmal hilft es, dem Gegenüber deutlich zu machen, dass alle Fragen gestellt werden können. Aspekte, die für dich selbst vielleicht selbstverständlich sind, weil du den ganzen Tag in deinem Körper verbringst, müssen es für andere noch lange nicht sein. Auch hilft es, ganz offen zu sagen, wenn es dir gerade nicht gut geht oder du eine schlechte Phase hast. Außenstehende sehen nur, dass du (wieder einmal) absagst, nicht da bist oder dich nicht meldest. Für sie ist der Grund nicht unbedingt immer klar. Das auszusprechen und zu erklären, dass es nicht an der Person selbst liegt, sondern daran, dass dir gerade die Kapazitäten fehlen oder du eine schlechte Phase hast, kann Missverständnissen vorbeugen.

Ich habe durch die Migräne aber auch Freundschaften dazugewonnen – manche über Instagram, andere über die MigräneLiga. Diese Freundschaften sind ganz besonders, denn es sind Menschen mit Migräne, die mich ganz genau verstehen. Mir hilft es ab und zu, mich auch einfach mal auszuheulen oder Erfahrungen auszutauschen. Es tut gut, zu wissen, dass ich nicht allein bin mit meinen Schmerzen, meinen

Gedanken und all meinen Erfahrungen, die ich mit der Erkrankung mache.

Doch gerade bei Menschen, die mir am Herzen liegen, plagt auch mich manchmal das schlechte Gewissen, wenn ich sie enttäuschen muss. Für solche Situationen habe ich einige Strategien entwickelt.

Was tun gegen das schlechte Gewissen?

Betreibe Selbstfürsorge

Sei gut zu dir selbst und gehe liebevoll mit dir um. Du würdest auch nicht von deiner besten Freundin oder deinem besten Freund erwarten, dass sie oder er sich krank zu einer Verabredung quält. Mehr Tipps zum Thema Selbstfürsorge bekommst du in Kapitel 6.

Übe dich in Akzeptanz

Du hast dir die Migräne nicht ausgesucht und bist auch nicht schuld daran. Du hast nicht versagt, weil eine Migräneattacke auftritt. Es gibt Tage, an denen es dir nicht gut geht, und das ist okay.

Kommuniziere mit deinem Umfeld

Sprich offen über deine Migräne und erkläre den Menschen in deinem Umfeld, wie sie dich beeinflusst. Oft entsteht ein schlechtes Gewissen dadurch, dass wir den Eindruck haben, andere verstehen uns nicht oder machen uns Vorwürfe – hier kann ein offenes Gespräch viel bewirken.

Migräne am Arbeitsplatz

Im Januar 2021 saß ich mit meiner FFP2-Maske bei meiner Neurologin im Behandlungszimmer und fragte sie verzweifelt und unter Tränen, wie um alles in der Welt ich in meinem damaligen Gesundheitszustand eine Probezeit überstehen sollte.

Ich hatte das schlimmste Weihnachtsfest aller Zeiten hinter mir und war ziemlich am Ende meiner Kräfte. Und offen gesagt ebenso am Ende mit meinem Latein. Als ich zwei Tage vor Heiligabend bei Tag acht im Status migraenosus war, hatte mir mein Hausarzt Kortison zum Durchbrechen des Status verschrieben, das mir über Weihnachten leider mehr schlecht als recht half und mir zugleich noch Beschwerden wie bei einer Magenschleimhautentzündung bescherte. Nicht nur für mich waren diese Tage schlimm, sondern auch für meine Eltern, bei denen ich zu diesem Zeitpunkt noch wohnte. Besonders meine Mutter bekam meine pure Verzweiflung zu spüren und war vermutlich selbst ziemlich überfordert mit der ganzen Situation.

Meine Neurologin nahm meine Bedenken zum Glück sehr ernst und verschrieb mir gleich zwei Prophylaxen – Flunarizin und dazu Botox. Die Kombination trug mich durch die Probezeit und auch durch die ersten Monate nach meiner Festanstellung im April 2021, bis ich dann ein Jahr später zur Prophylaxe mit den CGRP-Antikörpern wechselte.

Ich werde oft gefragt, wie ich mit Migräne am Arbeitsplatz umgehe und ob ich es im Vorstellungsgespräch ansprechen würde. Auf beide Fragen kann ich keine Pauschalantwort geben. Bei meinem jetzigen Arbeitgeber habe ich die Migräne im zweiten Vorstellungsgespräch thematisiert, weil ich mich im Gespräch wohlgefühlt habe und ich den Eindruck hatte, das Thema ansprechen zu können. An die positive Reaktion auf meine Offenheit und das Interesse an der Erkrankung erinnere ich mich noch, als wäre es erst gestern gewesen. Ich weiß es inzwischen sehr zu schätzen, dass in meinem Team alle Bescheid wissen und ich offen mit meiner Krankheit umgehen kann. Gleichzeitig bin ich nicht die einzige Person im Team mit Migräne. Da statistisch gesehen jeder siebte Mensch weltweit von Migräne betroffen ist, ist die Wahrscheinlichkeit auch gar nicht so gering, dass eine:r deiner Arbeitskolleg:innen ebenfalls darunter leidet.

Andererseits verstehe ich auch, wenn Betroffene die Erkrankung lieber für sich behalten. Es gibt keine Garantie, dass Migräne ernst genommen wird, und auch ich musste mit meiner Offenheit schon negative Erfahrungen machen (Zitat: »Sie haben hoffentlich keinen Migräne-Podcast, weil Sie selbst Migräne haben?!« *haha*). In der Gesellschaft und somit auch in der Arbeitswelt gibt es leider nach wie vor viele Vorurteile gegenüber Migräne sowie generell Diskriminierung und Intoleranz gegenüber Krankheiten. Ich habe gelernt, auf mein Bauchgefühl zu vertrauen, mit wem ich offen sprechen kann und mit wem besser nicht. Sollte sich ein Gespräch doch in eine falsche Richtung bewegen, ziehe ich inzwischen früh genug eine Grenze.

Ich denke, dass es kein Richtig oder Falsch gibt, wann du und ob du überhaupt das Thema ansprichst. Diese Entscheidung musst du persönlich für dich treffen. Auch einen Grad der Behinderung musst du nicht ansprechen, jedoch gibt es

Unternehmen, die bei gleicher Eignung Menschen mit Behinderung bevorzugt einstellen.

Wenn du dich dafür entscheidest, Migräne im Bewerbungsprozess zu thematisieren, dann bereite dich gut auf dieses Gespräch vor. Sprich dabei an, was deiner Meinung nach deine Führungskraft zu deiner Erkrankung wissen sollte, und gehe unbedingt auch auf die positiven Aspekte ein, die ein Migränegehirn mit sich bringen kann. Das können beispielsweise eine hohe Konzentrationsfähigkeit und Auffassungsgabe, die Fähigkeit zum empathischen Denken, das schnelle Verstehen von komplexen Zusammenhängen oder eine strukturierte sowie effiziente Arbeitsweise sein.[51]

Migräne tritt häufiger auf als Asthma, Epilepsie und Diabetes zusammen. 100 000 Menschen sind täglich aufgrund von Migräne arbeitsunfähig und bettlägerig. Die geschätzten Kosten, die durch die migränebedingten Fehltage in Deutschland entstehen, lagen 2020 bei 3,1 Milliarden Euro.[52] Die Zahlen zeigen die Bedeutsamkeit, die Migräne für die Gesellschaft und gleichzeitig die Arbeitswelt hat. Zudem hat die Krankheitshäufigkeit bei Migräne ihren Gipfel zwischen dem 25. und 55. Lebensjahr, was somit hauptsächlich die Jahre umfasst, in denen man im Arbeitsleben steht.[53] Es gibt bereits einige Unternehmen, die Migräne als Erkrankung in ihr betriebliches Gesundheitsmanagement aufgenommen haben und im Rahmen dessen für Betroffene Workshops oder sogar ganze Programme anbieten.

Während einer Migräneattacke ist es für Betroffene meist unmöglich, mit gleicher Leistung – oder überhaupt – weiterzuarbeiten. Dennoch muss Migräne nicht immer mit einem längeren Arbeitsausfall verbunden sein, da individuelle Akutmaßnahmen Migräneattacken lindern sowie prophylaktische Maßnahmen dem Auftreten von Migräneattacken vorbeugen können.

Tipps für ein migränefreundliches Arbeitsumfeld

- Kläre deine Führungskraft und dein Team auf, wie sie sich am besten verhalten, wenn du eine Migräneattacke bekommst, und wie sie dir gegebenenfalls im Akutfall helfen können.
- Reduziere intensive Gerüche, laute Geräusche (hier helfen Noise-Cancelling-Kopfhörer) und grelles oder flackerndes Licht.
- Sorge für eine gute Beleuchtung am Arbeitsplatz.
- Schaffe dir nach Möglichkeit eine ruhige Umgebung; vielleicht wird dir ein Einzelbüro zur Verfügung gestellt oder du kannst aus dem Homeoffice arbeiten.
- Finde deinen Rückzugsort; das kann ein Ruhe- oder Erste-Hilfe-Raum sein.
- Kläre vorab deine Vertretung für den Krankheitsfall.
- Nutze – wenn möglich – flexible Arbeitszeiten.

Mir ist natürlich bewusst, dass sich diese Tipps nicht an jedem Arbeitsplatz umsetzen lassen. Am besten schaust du einmal genau, welche (kleinen) Möglichkeiten es gibt, ihn dennoch migränefreundlich(er) zu gestalten.

Ich möchte dich an dieser Stelle auch ermutigen, auf deine

Führungskraft zuzugehen, wenn du Punkte hast, die dich unterstützen können, deine Migräne zu reduzieren. Wenn du innerhalb von zwölf Monaten an mehr als sechs Wochen am Stück oder aufs Jahr verteilt arbeitsunfähig bist, ist es gesetzlich vorgeschrieben, dir ein Gespräch im Rahmen des Betrieblichen Eingliederungsmanagements (BEM) anzubieten. In diesem Gespräch soll herausgearbeitet werden, ob es Maßnahmen gibt, mit denen dich das Unternehmen dabei unterstützen kann, deine Krankheitstage langfristig zu reduzieren. Hier ist vor allem deine Mithilfe gefragt, da du selbst Experte oder Expertin deiner Erkrankung bist. Du bist nicht dazu verpflichtet, über deine Diagnosen zu sprechen. Wenn das Unternehmen dich jedoch unterstützen soll, musst du dir bewusst sein, was an deinem Arbeitsplatz verändert werden kann, um bestenfalls deinen Gesundheitszustand zu verbessern.

In einigen Unternehmen gibt es eine Schwerbehindertenvertretung sowie Inklusions- oder Diversity-Beauftragte. Auf diese Personen kannst du zugehen oder sie auch zu einem BEM-Gespräch hinzuziehen.

Da die WHO eine schwere Migräne als eine der Krankheiten bewertet, die einen Menschen am meisten behindern, ist auch ein Grad der Behinderung von bis zu 60 möglich. Mehr zum Thema Migräne und Behinderung liest du in einem der folgenden Kapitel.

Schule und Studium mit Migräne

Migräne kann natürlich sowohl die Schulzeit als auch die Zeit in der Ausbildung oder im Studium enorm beeinflussen. Wegen der vielen Ausfalltage muss der Stoff nachgearbeitet werden, die Lernzeit für Klassenarbeiten oder Prüfungen fällt oft weg und manchmal können selbst diese Termine nicht wahrgenommen werden und müssen dann, wenn überhaupt möglich, nachgeholt werden. All diese Faktoren können wiederum für Stress und Druck sorgen, was das Auftreten von Migräneattacken begünstigt.

Wenn ich an meine Schulzeit zurückdenke, war die Migräne vor allem in der Oberstufe eine große Belastung für mich. Ich habe mich von meinen Lehrkräften grundsätzlich unverstanden gefühlt. Trotz eines Schreibens meiner damaligen Neurologin hatte ich nicht den Eindruck, dass meine Krankheit ernst genommen wurde. Obwohl Fehltage (sie waren alle mit Entschuldigung) nach meinen Informationen nicht im Abgangszeugnis stehen durften, wurden sie bei mir eingetragen.[54] Auf einer Klassenfahrt hatten eine Mitschülerin und ich eine Migräneattacke und mussten trotzdem mit der gesamten Klasse zu einer Hütte auf einen Berg wandern. Dass wir im dunklen Zimmer liegen bleiben, war keine Option, da wir nicht unbeaufsichtigt zurück bleiben durften und dafür nicht genügend Aufsichtspersonen vorhanden gewesen wären. Ich wurde im Englischunterricht aufgerufen, obwohl ich kurz davor meinem Lehrer erklärt hatte, dass ich aufgrund einer Migräneattacke gerade eine Tablette genommen hatte. Hier hätte ich mir zumindest einen Moment Ruhe gewünscht.

Während meines Studiums wurde es besser, da ich einerseits mehr für mich einstand und es andererseits keine Anwesenheitspflicht gab. Ich konnte mir meine Kurse nicht nur selbst legen, ich war auch selbst dafür verantwortlich, dass ich mir den Lernstoff der jeweiligen Semester bis zur Prüfung aneignete. Ich entwickelte für mich individuelle Lernpläne, die genügend Pausen und auch Puffer für Ausfälle beinhalteten. Während meiner Prüfungen für das Erste Staatsexamen empfand ich die Migräne als besonders einschränkend, da die Prüfungen teilweise zeitlich so nah aneinanderlagen und ich daher für einige Fächer parallel lernen musste, obwohl das Lernpensum enorm hoch war. Hinzu kam die Belastung durch das Prüfungsformat: Es waren rein mündliche Prüfungen, was einfach nicht mein bevorzugtes Format ist. Wie bereits erwähnt, folgte auf jede bestandene Prüfung prompt eine Migräneattacke.

Eine der wichtigsten Maßnahmen ist sowohl in der Schule als auch im Studium, früh genug die Lehrkräfte mit ins Boot zu holen und sie über die eigenen Umstände (oder die des Kindes) zu informieren. Es nimmt einfach den Druck raus, wenn die entsprechenden Personen eingeweiht sind. Solltest du an dieser Stelle auf Unverständnis stoßen, dann wende dich direkt an die Schul- bzw. Hochschulleitung. Meistens kann im gemeinsamen Gespräch eine Lösung gefunden werden.

Auch hier ist es wichtig, dass du deine eigenen Bedürfnisse kennst und weißt, welche Maßnahmen dir den Schul- oder Hochschulalltag erleichtern würden. Zudem gibt es sowohl in der Schule als auch im Studium die Option eines Nachteilsausgleichs (mehr dazu weiter unten).

Meine Lerntipps:

- Schreibe einen zeitlich realistischen Lernplan und nimm dir nicht zu viel vor.
- Plane genügend Puffertage ein für den Fall, dass du eine Migräneattacke bekommst und nicht oder nur eingeschränkt lernen kannst.
- Lass dich nicht ablenken und verzichte auf Multitasking. Übrigens gibt es auch Apps, die dein Handy »sperren«, sodass du nicht in Versuchung gerätst.
- Gönn dir genügend Pausen mit Entspannungseinheiten und zum Essen. Wenn es dir schwerfällt, Pausen einzuhalten, weil du beispielsweise so sehr in den Lernstoff vertieft bist, dann stell dir vorher einen Wecker, der dich an die Pausen erinnert.

Der Nachteilsausgleich

Ein Nachteilsausgleich in der Schule oder im Studium soll die Chancengleichheit sichern und Diskriminierung verhindern. Einen Anspruch darauf haben Schüler:innen sowie Studierende mit Behinderungen und chronischen Erkrankungen. Dies ist nicht nur im Grundgesetz und Sozialgesetzbuch, sondern auch in den Landesschulgesetzen beziehungsweise im Hochschulrahmengesetz verankert.

An Schulen ist der Nachteilsausgleich innerhalb der Bundesländer teilweise unterschiedlich geregelt, aber prinzipiell müssen die Inhalte individuell festgelegt werden. Ein Nachteilsausgleich ist in allen Schulformen möglich. Zur Bewilligung muss in den meisten Bundesländern ein ärztliches Attest vorgelegt werden, aber generell gilt, dass Kinder und Jugendliche einen Anspruch auf einen Nachteilsausgleich haben, wenn das Krankheitsbild in der Schule von der erziehungsberechtigten Person angegeben wurde. Gemeinsam mit einer Ärztin oder einem Arzt sowie den Lehrkräften und/oder der Schulleitung müssen dann Inhalt und Rahmen des Nachteilsausgleichs im Schulalltag festgelegt werden.

Im Studium gibt es hierfür unterschiedliche Möglichkeiten und Maßnahmen. Es muss dabei immer das individuelle Studium mit der Gestaltung der Lehrveranstaltungen und dem Prüfungsformat betrachtet werden. Mögliche Maßnahmen können beispielsweise eine Verlängerung der Schreibzeit bei Klausuren oder der Bearbeitungszeit von Hausarbeiten sein, aber auch das Schreiben der Klausur in einem anderen Raum oder eine Verschiebung des Klausurtermins. Im besten Fall machst du dir selbst vorab eine Liste, welche Maßnahmen dir persönlich das Studium erleichtern würden. Diese kannst du dann im Gespräch mit den Behindertenbeauftragten deiner Hochschule besprechen und gegebenenfalls weiter ausarbeiten.

Die Voraussetzung für einen Nachteilsausgleich im Studium ist ein medizinisches Gutachten, in dem von einer Ärztin oder einem Arzt bescheinigt wird, dass eine gesundheitliche Beeinträchtigung vorliegt und diese das Studium behindert beziehungsweise beeinträchtigt. Gut zu wissen: Es muss amtlich keine Schwerbehinderung festgestellt worden sein.

Der Antrag muss beim Prüfungsamt der Hochschule gestellt werden und in der Regel sind auf dem Antragsdokument alle zu erbringenden Nachweise aufgelistet. Meist gibt es auch

Behindertenbeauftragte an der Hochschule, die bei der Stellung des Antrags unterstützen können – häufig müssen sie sogar aufgesucht werden, um den Antrag überhaupt stellen zu können. Sollte dies an deiner Hochschule nicht der Fall sein, gibt es eine Beratungsstelle beim Studentenwerk. Egal, für welche Option du dich entscheidest: Diese Personen haben Erfahrungen mit der Antragsstellung und können oft besser beratend zur Seite stehen als Prüfungsämter oder ein Hochschulsekretariat. Sollte dein Antrag abgelehnt werden, kann es sich lohnen, Widerspruch einzulegen.

Ich wusste lange nicht, dass die Möglichkeit besteht, einen Nachteilsausgleich zu beantragen, und habe mich daher erst in meinem zweiten Studium damit auseinandergesetzt. Umso wichtiger ist es mir, dass das Thema hier im Buch seinen Raum findet. Ich selber hätte gerne früher davon gewusst, denn ich denke, dass ich von einem Nachteilsausgleich insbesondere während meiner Prüfungszeit im Rahmen des Ersten Staatsexamens wahrscheinlich hätte profitieren können.

Reisen mit Migräne

Ich liebe es zu reisen und es macht mich traurig, wenn ich lese, dass Betroffene sich aufgrund ihrer Migräne das Reisen nicht mehr zutrauen und gar nicht mehr in Urlaub fahren. Natürlich habe ich dafür volles Verständnis und kann es auch in gewisser Weise nachvollziehen. Auch ich hatte wegen meiner Migräne bereits viele unschöne Situationen auf meinen Reisen, doch die haben mich bisher noch nicht daran gehindert, mich wieder auf den Weg zu machen. Außerdem kann ich auch von einigen Migräneerlebnissen berichten, die zwar einerseits unschön waren, mir aber trotzdem positiv in Erinnerung geblieben sind.

In einem Hostel in Neuseeland habe ich beispielsweise eines Abends Marcus kennengelernt; wir haben uns kurz unterhalten, bevor er das Bett über mir im Schlafsaal bezog. Am nächsten Abend hat er mir etwas gekocht, weil ich wegen einer Migräneattacke nicht dazu imstande war. Ich habe ihm im Gegenzug am nächsten Tag einen Teil seiner Weiterreise geplant. Da es zeitlich gepasst hat, haben wir uns gegen Ende meiner Neuseelandreise in Auckland wieder getroffen und gemeinsam noch einen Tagesausflug gemacht.

Schon früh bin ich mit meinen Eltern durch die Weltgeschichte geflogen und mit 21 Jahren reiste ich zum ersten Mal zum Arbeiten ins Ausland. In den Jahren 2015 und 2016 verbrachte ich meine kompletten Semesterferien als Kinder- und Jugendanimateurin in einer Premium-Clubhotel-Anlage auf der tunesischen Insel Djerba. Bis zu 15 Stunden täglich, sechs Tage die Woche zu arbeiten – und das teilweise bis sehr spät in die Nacht –, ist für mich zwar inzwischen allein aus gesundheitlicher Sicht unvorstellbar, aber damals war es auch mit Migräne machbar.

Das ist auch wieder ein gutes Beispiel dafür, wie sehr sich die Krankheit im Laufe des Lebens verändern kann. Zu diesen Zeiten hatte ich generell weniger Attacken als heute – und dazu im Ausland auch weniger als in Deutschland.

Im Grunde war die Arbeit in der Animation für mich eine der lehrreichsten Zeiten meines Lebens und ich möchte sie absolut nicht missen. Ich habe viel über Menschen gelernt, musste fast täglich meine Komfortzone verlassen und habe noch deutlicher erkannt, wo meine Stärken liegen. Wenn ich an diese Zeit zurückdenke, habe ich zwar viele positive Gefühle dazu, aber es macht mich gleichzeitig auch traurig, zu wissen, dass ich so etwas heute aus gesundheitlichen Gründen einfach nicht mehr schaffen würde.

Obwohl die Häufigkeit meiner Migräneattacken in den letzten Jahren zugenommen hat, habe ich mir das Reisen nie nehmen lassen. So verbrachte ich mehrere Wochen für ein Praktikum in Südafrika und flog allein auf die andere Seite der Erdkugel, nach Neuseeland. Dort blieb ich für fast vier Monate und konnte neben meinem Praktikum das wundervolle Land bereisen. In Neuseeland erkannte ich für mich, welche »Erste-Hilfe-Maßnahmen« ich auf Reisen brauche. Es ist nicht angenehm, im Hostel Migräne zu haben, und am anderen Ende der Welt komplett auf sich allein gestellt zu sein, ist zudem nicht immer einfach. Ich erinnere mich an eine Nacht, in der ich um vier Uhr mit einer schlimmen Migräneattacke aufwachte. Ich nahm ein Triptan und gab mir selbst das Versprechen, meine Mutter anzurufen, damit sie mich nach Hause holen konnte, sollten die Schmerzen am nächsten Tag nicht aufgehört haben.

Dieser Anruf blieb mir erspart, denn das Triptan wirkte, und am nächsten Tag sah die Welt zum Glück schon wieder anders aus. Ich konnte mit dem Bus (schlafend) weiterreisen und habe noch ein paar schöne Wochen dort verbracht.

Auf allen Reisen habe ich Menschen kennengelernt, die sehr hilfsbereit waren. Und wenn gerade mal niemand da war, dann habe ich es auch immer irgendwie durch die Situationen geschafft. Rückblickend gibt mir das eine gewisse Sicherheit für die Zukunft, dass ich bisher alle auch noch so schwierigen Momente gemeistert habe und das auch in Zukunft schaffen werde.

Meine wichtigsten Hilfsmittel auf Reisen und im Urlaub:

- Akutmedikamente (sowie auf längeren Reisen eine Bestätigung meines Hausarztes, dass ich diese Menge an Tabletten mitführe)
- Medikamente zur Prophylaxe
- Mütze oder Sonnenhut
- mindestens eine Sonnenbrille (sicherheitshalber habe ich meistens zwei dabei, falls eine kaputt oder verloren geht)
- Ohropax
- Schlafmaske
- Kopfhörer für Entspannungsübungen, im besten Fall mit Noise-Cancelling-Funktion
- Wasserflasche
- Snacks wie einen Müsliriegel, Kekse oder ein belegtes Brot

Für meine Reise nach Neuseeland hatte mir mein Hausarzt zu wenige Triptane verschrieben und ich hatte mich darauf eingelassen, wenn auch mit einem unguten Gefühl. Das würde ich heute nicht mehr machen, denn daraus habe ich gelernt. Die Folge war, dass ich in Auckland zum ersten Mal eine Apotheke im Ausland besuchen musste. Die Apothekerin erklärte mir, dass Sumatriptan das einzige frei verkäufliche Triptan sei (Stand 2019). Damals nahm ich in der Regel Naratriptan bei meinen Migräneattacken und war nicht besonders begeistert, das Triptan zu wechseln. Da mir in diesem Moment jedoch keine andere Wahl blieb – zumindest ohne eine Ärztin oder einen Arzt aufzusuchen –, probierte ich also Sumatriptan aus. Ich bemerkte sofort, dass es schneller wirkte als Naratriptan, und im Grunde sorgte diese Erfahrung dafür, dass ich dann zu Hause auch auf Sumatriptan umstieg, zumal ich es gut vertrug. Wegen der Triptane immer eine Apotheke suchen zu müssen, war allerdings insgesamt bei meiner Reise durch Neuseeland ziemlich aufwendig. Dazu waren die zwei Tabletten pro Packung auch noch teurer als in Deutschland.

Ebenso wie während meiner Zeit auf Djerba haben mich auch die Erfahrungen in Neuseeland vor allem sehr darin bestärkt, für mich selbst einzustehen. Inzwischen weiß ich genau, was ich brauche, und als ich im Januar 2020 gemeinsam mit meinem Freund für drei Monate durch Südostasien reiste, war ich bestens vorbereitet. Natürlich führt eine gute Vorbereitung nicht dazu, dass die Migränetage weniger werden, allerdings entspannt es die Situation. Zu wissen, dass ich mit Medikamenten versorgt bin und wirklich nur im absoluten Notfall in ein Krankenhaus muss, fördert meine Gelassenheit enorm und lässt mich entspannt in andere Länder reisen.

Ich werde oft gefragt, wie ich das Fliegen vertrage, und meine Antwort ist immer: unterschiedlich. Ich hatte Flüge, auf denen es mir sehr gut ging, aber auch solche, die ich nur mithilfe von Medikamenten überstehen konnte. Einen Flug musste ich sogar fast komplett über der Flugzeugtoilette verbringen, da ich gleichzeitig mit einer Migräneattacke und starker Übelkeit zu kämpfen hatte. Diese Erfahrung hat mich trotzdem nicht davon abgehalten, wieder in ein Flugzeug zu steigen, denn dazu hatte ich auch zu viele Flüge, die völlig ohne Beschwerden verlaufen sind.

Ich kann die Sorgen und Ängste verstehen, die manche Menschen mit Migräne begleiten, wenn sie an Urlaub oder Reisen denken. Dennoch halte ich es für wichtig, zwischendurch immer wieder einmal aus dem Alltag herauszukommen und Urlaub zu machen. Entspannung ist unglaublich wichtig (nicht nur für Menschen mit Migräne) und funktioniert im Urlaub eben meistens einfach besser.

Dabei muss es ja nicht gleich eine Rundreise durch Vietnam sein. Es gibt auch viele wunderschöne Reiseziele, die nicht weit entfernt sind und für die du nicht einmal in ein Flugzeug steigen musst. Such dir das Reiseziel so aus, wie du dich wohlfühlst. Wenn du die Sicherheit haben möchtest, dass du im Zweifel schnell wieder zu Hause bist, dann ist es wahrscheinlich eher ein Ort in der Nähe oder von dem aus täglich mehrere Flüge in deine Heimat gehen.

Klima und Zeitverschiebungen können selbstverständlich einen Einfluss auf Migräne haben, allein schon, weil sie einen Wechsel des gewohnten Rhythmus mit sich bringen. Aber auch hier habe ich sowohl positive als auch negative Erfahrungen gemacht.

Wenn ich eine Reise plane, auf der ich mehrere Orte besuche, beispielsweise eine Rundreise, dann plane ich immer auch Puffertage mit ein. Bei mir persönlich kommen die Migräneattacken häufig, sobald ich am Zielort angekommen bin und der (Reise-)Stress von mir abgefallen ist. Daher plane ich an diesem Ort gleich ein bis zwei Puffertage ein. Auf diese Weise kann ich mich besser akklimatisieren und es nimmt für mich den Stress aus der Situation. Aber auch bei Urlauben, die ich an einem Ort verbringe, plane ich Puffertage ein. Aufgrund der Anzahl an Migränetagen pro Monat ist bei mir die Wahrscheinlichkeit leider einfach hoch, dass ich während des Urlaubs eine Migräneattacke bekomme. Das fühlt sich in diesem Moment für mich trotzdem unfair an und ist schade, weil ich natürlich so viel wie möglich von meinem Urlaub haben möchte, aber es ist zumindest etwas weniger schlimm, wenn ich weiß, dass ich genau dafür Puffertage eingeplant habe.

Das alles können natürlich nur Anregungen sein. Ich möchte dir an dieser Stelle empfehlen, für dich zu reflektieren, wie du Urlaube oder Reisen möglichst entspannt und gut vorbereitet angehen kannst. Je besser du dich und deine Migräne kennst, desto schneller wirst du auch deine persönlichen Hilfsmittel finden.

Ich habe eine Behinderung

Die Weltgesundheitsorganisation teilt eine Reihe an Erkrankungen in sieben Behinderungsklassen ein. In der ersten Klasse ist der Schweregrad am geringsten, in der siebten Klasse am höchsten. Parkinson oder eine Armamputation werden beispielsweise der vierten Klasse zugeordnet, Alzheimer oder Blindheit der sechsten. Schwere Migräne ist in der siebten

Klasse eingeordnet. Damit zählt Migräne zu den Krankheiten, die das Leben eines Menschen am meisten behindern.[55]

Bisher habe ich mich in meinem Leben nur während weniger Momente so richtig krank gefühlt. Natürlich fühle ich mich nicht gesund, wenn ich eine Migräneattacke habe, und mir geht es auch richtig schlecht. An manchen Tagen sogar sehr, sehr schlecht. Das trifft aber auch zu, wenn ich eine Grippe habe, und es gibt richtig miese Tage. Aber das meine ich nicht. Ich spreche eher von einem grundsätzlichen Lebensgefühl.

Erst als sich meine Erkrankung chronifiziert hat, wurde meine Lebensqualität mehr und mehr eingeschränkt. Aber trotz all der schlechten Tage gab es Momente, in denen ich mich nicht krank gefühlt habe.

Auch, wenn ich mein Leben objektiv betrachte, wird mir schnell klar: Ich bin stark eingeschränkt und alles andere als ein gesunder Mensch. Wahrscheinlich möchte ich das manchmal einfach auch nicht wahrhaben. Ich lebe mein Leben mit Migräne und versuche es trotz der Erkrankung so gut es geht zu meistern. Das funktioniert mal mehr und mal weniger gut.

Es gab jedoch einzelne Momente in meinem Leben, in denen ich mich tatsächlich sehr krank gefühlt habe. Einer davon war, als ich den Entlassungsbrief der Schmerzklinik Kiel gelesen habe – sechs Seiten über meine Diagnosen, vergangenen Maßnahmen sowie ein ausführlicher Bericht über meine Krankheit und mich. Das alles schwarz auf weiß vor mir zu sehen, machte innerlich etwas mit mir. Es machte mich einerseits traurig und führte mir andererseits klar vor Augen: Du bist nicht gesund.

Ein noch viel stärkerer Moment war, als mir ein Finanzberater in Bezug auf meine Berufsunfähigkeitsversicherung verkündete, dass keine der über 50 Versicherungen, mit denen seine Beratungsfirma zusammenarbeitete, mich aufnehmen würde – noch nicht einmal, wenn Migräne oder Kopfschmerzen von den Leistungen ausgeschlossen wurden. Nach seiner Aussage schätzten sie mich als bereits berufsunfähig ein. Das saß. Es traf mich in diesem Moment unvorbereitet und mit voller Wucht.

Inzwischen habe ich doch noch eine Versicherungsgesellschaft gefunden, bei der ich eine Berufsunfähigkeitsversicherung abschließen konnte. Ich kann diesbezüglich nur allen ans Herz legen, sich so früh wie möglich darum zu kümmern – am besten in einem Alter, in dem noch keine Gesundheitsprüfung gefordert wird.

Nach meinem Aufenthalt in der Schmerzklinik Kiel begann ich die Einschränkungen meiner Erkrankung im Leben immer mehr zu erkennen und langsam auch für mich zu akzeptieren, dass ich eine chronische Krankheit habe. Ich entschied mich, einen Grad der Behinderung zu beantragen, und schickte meinen Antrag zum Versorgungsamt. Ich erhoffte mir nicht besonders viel, da ich von einigen wirklich stark betroffenen Menschen mit Migräne wusste, wie sehr sie um einen Grad der Behinderung kämpfen mussten. Aber ich wollte es zumindest versucht haben. Doch der Bescheid vom Versorgungsamt kam zurück und ich brach zusammen, als ich las, dass ich tatsächlich die Schwerbehinderung zugesprochen bekam. Es traf mich so hart, weil ich viele Geschichten von Schwerstbetroffenen kenne, die einen niedrigeren Grad bekommen hatten. Das ist unfair und leider in vielen Fällen abhängig von der Sachbearbeitung des Versorgungsamtes. Objektiv betrachtet habe ich das zugesprochen bekommen, was mir auch zustand. Dennoch war ich in diesem Augenblick erst einmal überwältigt von meinen Gefühlen. Ich habe eine Behinderung.

Der Grad der Behinderung (kurz: GdB) gibt die Schwere einer Behinderung an. Bei schwerer Migräne ist ein Grad der Behinderung von bis zu 60 möglich. Ab einem Grad der Behinderung von 50 gilt man in Deutschland als schwerbehindert und bekommt einen Schwerbehindertenausweis. Dieser kann befristet und unbefristet sein. Ab einem Grad der Behinderung von 30 gibt es die Möglichkeit, sich von der Agentur für Arbeit mit schwerbehinderten Menschen gleichstellen zu lassen.

Für Menschen mit Behinderung gibt es den von mir bereits erwähnten sogenannten Nachteilsausgleich; sie erhalten »besondere Leistungen« und teilweise Vergünstigungen. Diese sind beispielsweise ein besonderer Kündigungsschutz am Arbeitsplatz oder steuerliche Vorteile.

Es geht bei der Feststellung des Grades nicht primär um deine Diagnose, sondern um die tatsächliche Einschränkung im Leben – also, welche Auswirkungen deine Erkrankung auf deinen Alltag hat und wie eingeschränkt du durch deine Erkrankung bist. Migräne schränkt die Betroffenen ohne Frage in ihrer Lebensführung ein. Nicht nur während der Attacken, sondern auch in den Zeiten dazwischen. Ängste und Unsicherheiten können auftreten, ein regelmäßiger Rhythmus im Alltag sollte eingehalten werden, Entspannungsübungen sowie Bewegung sollten Teil des Lebens sein, die Reizüberflutung passiert schnell und die Schmerztage streichen Lebenstage. Insgesamt kann die Lebensqualität von Menschen mit Migräne enorm eingeschränkt sein. In meinen Augen wiegt die Anerkennung eines Behinderungsgrades wenigstens einen kleinen Teil davon auf.

Im folgenden Kasten siehst du eine Übersicht aus dem Portal für psychosoziale und sozialrechtliche Informationen betanet.de in Bezug auf den Grad der Behinderung bei Migräne.

Zuordnung des Grades der Behinderung (GdB) bei Migräne[56]

- leichte Verlaufsform (ca. eine Migräneattacke pro Monat): GdB 0 bis 10
- mittlere Verlaufsform (häufiger auftretende Migräneattacken, die einen bis mehrere Tage andauern): GdB 20 bis 40
- schwere Verlaufsform (lang andauernde Migräneattacken mit stark ausgeprägten Begleitsymptomen, zwischen den Attacken liegen nur wenige Tage): GdB 50 bis 60

Den Antrag kannst du beim für dich zuständigen Versorgungsamt stellen. Ich konnte den Antrag sogar online ausfüllen und meine Unterlagen (Befunde, Arztbriefe, Kopfschmerztagebuch etc.) zusammen mit einer Liste meiner behandelnden Ärzte einfach hochladen. Zusätzlich kannst du im Antrag noch erläutern, wie dich die Krankheit in deiner Lebensführung behindert – denn darum geht es. Ich habe bei meinem Antrag an dieser Stelle versucht, möglichst detailliert zu beschreiben, wie ich von der Migräne in meinem Leben eingeschränkt werde.

Mir war es wichtig, dass die Menschen, die den Antrag bearbeiten, sich ein Bild von der Erkrankung machen können.

Außerdem habe ich beispielsweise direkt im Antrag sowohl darauf hingewiesen, dass die WHO Migräne als eine der am stärksten behindernden Krankheiten einstuft, als auch die oben genannten Stufen als Einordnung angehängt.

Leider hat Migräne als Erkrankung in vielen Teilen unserer Gesellschaft einen eher schlechten Ruf und wird von vielen als »ein bisschen Kopfschmerzen« belächelt. Daher erachte ich es als umso wichtiger, dass wir Betroffenen für unsere Rechte einstehen und auch dafür kämpfen – selbst, wenn das nicht immer der einfachste Weg ist.

Der Bescheid über den Grad der Behinderung wurde mir nach Bearbeitung per Post zugeschickt. Wenn die Schwerbehinderung festgestellt ist, kannst du dann auch mit einem Passfoto den Schwerbehindertenausweis beantragen. Dieser wird in der Regel zunächst befristet für maximal fünf Jahre ausgestellt, in manchen Fällen ist er auch unbefristet.

Sollte der Antrag abgelehnt werden oder das Ergebnis in deinen Augen nicht ausreichend sein, kannst du Widerspruch einlegen. Allein dafür lohnt es sich, Mitglied bei einem Sozialverband zu sein, wie beispielsweise dem Sozialverband VdK e. V., denn über den Verband erhältst du sozialrechtliche Beratung und Unterstützung.

KAPITEL 5

Bewältigungsstrategien

Migräne als Krankheit zu verstehen, ist die eine Sache. Einen Umgang damit zu finden, eine ganz andere. Und es ist nichts, was von heute auf morgen passiert, sondern ein langsamer Prozess. Allein die Tatsache, dass sich die Migräne im Laufe deines Lebens immer wieder verändern kann, erfordert enorme Flexibilität.

Die Sache mit der Akzeptanz

Jahrelang habe ich gegen meinen Körper – und gegen die Migräne – gekämpft. Irgendwann hat jemand zu mir gesagt: »Mein Leben wurde leichter, als ich die Krankheit in meinem Leben akzeptiert habe.« Dieser Satz hat mich zwar damals berührt, allerdings war ich selbst zu diesem Zeitpunkt noch nicht bereit, die Krankheit in meinem Leben zu akzeptieren. Trotzdem war es für mich ein Schlüsselmoment, denn ich begann mich mehr mit Migräne als Erkrankung auseinanderzusetzen. Für mich ist das Wissen über die eigene Erkrankung eine der Grundlagen dafür, sie auch akzeptieren zu können.

Akzeptanz bedeutet, etwas so anzunehmen, wie es ist. Es bedeutet aber nicht, dass du resignierst, stillstehst oder gar aufgibst. Immer wieder lese ich, dass Menschen gegen Migräne in ihrem Leben ankämpfen und sie nicht haben wollen. Das ging mir auch lange so, und deshalb kann ich es sehr gut nachvollziehen. Eine solche Reaktion ist wahrscheinlich ganz normal. Wenn etwas Neues und/oder Unvorhergesehenes im Leben passiert, das nicht besonders angenehm ist, wollen wir es zunächst ganz schnell wieder loswerden.

Etwas mit Druck wegzuschieben und dagegen anzukämpfen, ist allerdings meist keine gute Idee. Druck erzeugt immer Gegendruck. Das bedeutet: Es ist wahnsinnig anstrengend und kräftezehrend. Das Leben gestaltet sich wesentlich leichter, wenn du nicht ständig einen Kampf gegen dich selbst führst.

Auch wenn es nicht leicht ist und du es vielleicht nicht hören möchtest: Es gibt Dinge im Leben, die kannst du nicht ändern. Dazu gehören leider auch einige Erkrankungen, mit denen wir leben müssen. Migräne ist eine derzeit unheilbare Krankheit, und wenn du die Veranlagung dafür hast, dann ist das einfach so. Doch es gibt inzwischen sehr viele Therapiemöglichkeiten und Maßnahmen, die du auch selbst ergreifen kannst (Stichwort: nicht medikamentöse Maßnahmen). Gerade diese helfen mir, mich der Krankheit nicht völlig ausgeliefert zu fühlen.

Eine derzeit unheilbare Krankheit in meinem Leben zu akzeptieren und den Alltag mit Migräne zu gestalten, ist auch nach all den Jahren noch immer meine tägliche Herausforderung.

Es war für mich sehr schwer, zu akzeptieren, dass ich als junger Mensch so eingeschränkt bin und mein Leben derart anpassen muss. Auch heute gibt es noch Höhen und Tiefen. An manchen Tagen funktioniert es mit der Akzeptanz gut und voller Gelassenheit, an anderen Tagen liege ich weinend und wütend im Bett.

Aber in jedem Leben gibt es Höhen und Tiefen, das ist der normale Verlauf, und genauso ist es auch im Hinblick auf eine Krankheit. Es gibt gute und schlechte Phasen. Akzeptanz ist ein Prozess, der seine Zeit und viele einzelne Schritte benötigt, und manchmal wirst du ein paar Schritte zurückgeworfen.

Ich möchte an dieser Stelle einige Tipps mit dir teilen, die mir auf meinem Weg geholfen haben und die mich in dem Prozess der Akzeptanz unterstützen.

Tipps für mehr Akzeptanz

Eigne dir Wissen über Migräne an

Werde zur Expertin oder zum Experten deiner Erkrankung. Viele Aspekte der Migräne kennen wir noch nicht, aber einige interessante Erkenntnisse hat die Forschung schon gewonnen. In diesem Buch gebe ich dir einiges an Wissen und aktuellen Informationen an die Hand, das kann die Basis bilden. Es gibt zum Thema noch viele weitere gute Quellen, die du im Anhang findest. Bleibe weiter dran und informiere dich über den neuesten Stand der Forschung. Durch die Aneignung von Wissen setzt du dich mit deiner Erkrankung auseinander – das ist der erste Schritt in Richtung Akzeptanz.

Finde Gleichgesinnte

Weltweit ist jede siebte Person von Migräne betroffen. Dennoch fühle ich mich während einer Migräneattacke in meinem abgedunkelten Zimmer mit meinem Schmerz, den Begleitsymptomen und meinen Gedanken oft allein. Die Einzigen, die mich über der Kloschüssel hängen sehen oder mitbekommen, wie ich unter Schmerzen zusammenbreche, sind die Personen in meinem engsten Umfeld – früher waren das meine Eltern, heute ist es mein Freund.

Aber so *richtig* verstehen, was Migräne ist und welche Einschränkungen sie im Alltag mit sich bringt, können es wahrscheinlich nur die Menschen, die selbst darunter leiden. Deshalb kann ich dir nur ans Herz legen, dir Menschen zu suchen, die selbst betroffen sind und dich verstehen, ohne dass du viel erklären musst. Ein solcher Austausch ist unglaublich wertvoll, selbst wenn er vielleicht nur virtuell stattfindet. Das Internet macht es uns heutzutage leicht, uns zu vernetzen und auszutauschen – egal, ob in Facebook-Gruppen, Instagram-Accounts oder (Online-)Selbsthilfegruppen. Nutze diese Möglichkeit, denn es ist eine große Bereicherung.

Später in diesem Kapitel stelle ich dir die MigräneLiga e.V. Deutschland vor, die ein großes Angebot an Online- und Präsenz-Selbsthilfegruppen hat, und im Anhang findest du noch einmal alle hilfreichen Links zum Thema Austausch.

Denk daran: Du bist nicht deine Gedanken

Natürlicherweise ist die Akzeptanz während einer starken oder langwierigen Migräneattacke am schwierigsten. In dieser Zeit habe ich oft Gedanken, die mich runterziehen und negative Emotionen in mir auslösen. Das sind Gedanken wie »Warum gerade heute?«, »Warum gerade ich?«, »Was ist, wenn die Attacke morgen noch nicht vorbei ist?«, »Jetzt muss ich schon wieder absagen«, »Ich hatte mich doch so auf das Treffen gefreut.« Ich könnte das Ganze beliebig fortsetzen und manchmal gerate ich in eine solche Abwärtsspirale der Gedanken, dass es mir am Ende nicht nur körperlich, sondern auch noch mental schlecht geht.

Unsere Gedanken sind eng mit unseren Gefühlen verknüpft – negative Gedanken können negative Gefühle auslösen. Mir hilft es, mir meiner Gedanken bewusst zu werden. Es ist in einer solchen Situation völlig normal, dass negative Gedanken auftreten, und es ist nicht immer leicht, aus dieser Abwärtsspirale wieder herauszukommen. Dennoch: Du bist nicht deine Gedanken und es gibt einige gute Übungen, die dir dabei helfen können, kreisende Gedanken loszulassen.

Ich werde später noch näher auf das Thema Schmerzbewältigung eingehen und dir einige Übungen an die Hand geben, die dir dabei helfen können, das Gedankenkarussell zu stoppen und deine Gedanken generell nicht zu stark zu bewerten.

Entdecke deine positiven Seiten

In meinen schlimmsten Migränephasen hatte ich Schwierigkeiten damit, das Positive an mir zu sehen, und habe mich sehr über meine Krankheit definiert. Gerade wenn es einem schlecht geht, ist es oft nicht einfach, das Positive zu sehen. Ich möchte dich dennoch ermutigen, deine positiven Eigenschaften in den Mittelpunkt zu rücken. Du bist viel mehr als deine Erkrankung. Was magst du an dir? Welche positiven Eigenschaften hast du? Schreibe alles auf. Wenn es dir schwerfällt, positive Aspekte an dir zu finden, dann sprich mit deiner

Familie oder deinen Freund:innen darüber und frage sie, was sie an dir besonders schätzen. Du wirst schnell erkennen, dass dich deine Migräne nicht definiert, denn du bist so viel mehr als deine Krankheit.

Übe dich in Achtsamkeit

Achtsamkeitstraining kann dich dabei unterstützen, im Hier und Jetzt anzukommen. Das anzunehmen und zu akzeptieren, was gerade ist. Außerdem kann es dir helfen, den Fokus auf dich zu richten und ein Bewusstsein dafür zu entwickeln, was dir guttut und was deine Bedürfnisse sind. Im weiteren Verlauf dieses Buches greife ich das Thema Achtsamkeit noch einmal etwas ausführlicher auf und gebe dir einige Übungen mit, die deine Achtsamkeit schulen können.

Lerne dich und deine Bedürfnisse kennen

Beim Thema Akzeptanz geht es auch um Selbstliebe und ein starkes Selbstwertgefühl. Das Wissen um deine eigenen Bedürfnisse kann dich im Prozess der Akzeptanz unterstützen. Wenn du weißt, was dir guttut, wirst du dafür auch leichter einstehen können. Wenn du es dir selbst wert bist, wirst du dich und deine Bedürfnisse eher an erste Stelle setzen. Wie du Selbstliebe lernen kannst, erfährst du im nächsten Kapitel.

Sechs Tipps für mehr Akzeptanz auf einen Blick

- Eigne dir Wissen über Migräne an.
- Finde Gleichgesinnte.
- Denk daran: Du bist nicht deine Gedanken.
- Entdecke deine positiven Seiten.

- Übe dich in Achtsamkeit.
- Lerne dich und deine Bedürfnisse kennen.

Der Philosoph und Theologe Meister Eckhart gilt als Erfinder der Gelassenheit und ihm wird ein sehr weiser Spruch zu diesem Thema zugeschrieben: »Wir müssen rechtzeitig das Leben loslassen, das wir geplant haben, um das Leben zu akzeptieren, das uns erwartet!«

Niemand möchte krank sein. Doch es ist anstrengend, immer dagegen anzukämpfen. Migräne ist eine Behinderung. Sie ist für viele von uns ein Hindernis im Leben und kann Träume zerstören. Doch es ändert nichts daran, dass wir alle nur dieses eine Leben haben. Einen ständigen Kampf gegen sich selbst zu führen, kann kräftezehrend sein. Deshalb möchte ich dich trotz allem ermutigen, das Beste aus deinem Leben zu machen. Finde deinen individuellen Umgang mit der Krankheit und lerne, ein erfülltes Leben *mit* Migräne zu führen.

Stress und Stressmanagement

»Ich habe Stress.« Bestimmt hast du diesen oder einen ähnlichen Satz schon oft gehört und selbst gesagt. Stressige Momente kennt vermutlich jeder, doch was genau ist Stress überhaupt und was hat es mit Stressmanagement auf sich?

Kurz gesagt: Stress ist Anspannung, die von physischen und psychischen Reaktionen begleitet wird. Wenn ein Reiz von außen kommt, ruft er im Körper eine Reaktion hervor. Ist es ein Reiz, der Stress auslöst, werden Stresshormone (Noradrenalin, Adrenalin und Cortisol) produziert und es folgen Stressreaktionen: Der Blutdruck steigt, Atemfrequenz und Herzschlag erhöhen sich. Der Körper ist in Alarmbereitschaft.

Evolutionär betrachtet ist diese stressbedingte Alarmbereitschaft ein Schutzmechanismus im Körper, der unser Überleben sichert. Wurden unsere Ahnen vor vielen Jahrtausenden mit einem gefährlichen Tier – wie dem berühmten Säbelzahntiger – konfrontiert, so mussten sie entweder kämpfen oder flüchten (daher der Begriff Fight-or-flight-Reaktion). Die Stresshormone bereiteten sie also darauf vor und wurden im Anschluss von Kampf oder Flucht wieder abgebaut.

Das Problem ist heutzutage nur, dass die Stresssituationen in völlig anderen Zusammenhängen auftreten und wir für gewöhnlich im Alltag auch nicht gegen ein wildes Tier kämpfen oder vor ihm davonlaufen müssen. Daher hält der Stress zu lange an und wird häufig nicht wieder abgebaut.

Gut zu wissen: Positiver und negativer Stress

Stress muss nicht immer negativ sein, sondern kann auch durchaus positiv sein. Der sogenannte Eustress ist eine positive Anspannung, die dazu führt, dass du leistungsfähiger wirst. Eustress kann in Situationen auftreten, die herausfordernd oder schwierig sein können, aber gleichzeitig als lösbar empfunden werden. Disstress dagegen ist negativer Stress. Er wird durch viele kleine Stressreaktionen ausgelöst, denen keine Erholungs- oder Entspannungsphase folgt. Die aufge-

> bauten Stresshormone können also nicht wieder abgebaut werden. Stress kann sogar chronisch werden, wenn immer wieder Stressreaktionen eintreten und keine Erholungspausen stattfinden. Die Folge ist häufig ein Burnout.

Sowohl die Stressauslöser als auch die Methoden, um Stresshormone wieder abzubauen, haben sich im Vergleich zu unseren Vorfahren verändert. Das Stressmanagement umfasst Methoden zur Bewältigung von Stress, die dir dabei helfen können, Stress im Alltag zu verringern.

Stressmanagement – wie du Stress bewältigen kannst

Identifiziere Stress mit Achtsamkeitstraining

Achtsamkeit kann dir in vielen Lebenssituationen weiterhelfen, so auch dabei, Stresssituationen frühzeitig zu erkennen sowie bestenfalls abzuwenden, bevor sie in dir Stressreaktionen hervorrufen. Mit Achtsamkeitsübungen kannst du lernen, deinen Körper und die Signale, die er aussendet, besser wahrzunehmen. Auch ich habe die Erfahrung gemacht, dass ich mir oft erst dann Phasen der Erholung gegönnt habe, wenn es eigentlich schon viel zu spät dafür war. Je achtsamer ich wurde, desto früher konnte ich die Signale meines Körpers erkennen und richtig deuten.

Achtsamkeit kann dich auch dabei unterstützen, deine Stressauslöser zu identifizieren. Ich reagiere beispielsweise gestresst, wenn ich erst kurz vor knapp bei einem Termin ankomme. Was zur Folge hat, dass ich nun mehr Zeit für die

Anfahrt einplane und dadurch entspannter ankomme. Schon mit kleinen Veränderungen im Alltag kannst du Stressauslöser minimieren.

Gönne dir Erholungsphasen und mach Pausen

Baue Phasen der Erholung und Pausen in deinen Alltag ein. Vor allem an Tagen, an denen du eigentlich keine Zeit für eine Pause hast, brauchst du sie am dringendsten. In den Erholungsphasen kannst du Dinge tun, die dich runterfahren lassen.

Wie erholst du dich gerne und was tut dir gut? Vielleicht ist es ein Spaziergang in der Natur oder ein heißes Bad am Abend. Sei kreativ und probiere aus, was sich für dich am besten anfühlt.

Gezieltes Entspannungstraining

Was ist das Gegenteil von Anspannung? Klar, Entspannung. Inzwischen hast du einiges zum Thema Entspannungstraining gelesen. Finde eine Entspannungsmethode, die dir Spaß macht und zu der du einen guten Zugang findest. Diese kannst du ebenso als Erholungsphasen regelmäßig in deinen Alltag einbauen.

Übe dich in Gelassenheit

Im Alltag passieren viele Dinge, die du nicht beeinflussen kannst. Ob es der Stau am Nachmittag, eine rote Ampel nach der anderen, schlechtes Wetter oder das Verhalten anderer Menschen ist – auf all das hast du keinen Einfluss. Gestresst reagierst du vielleicht trotzdem, wenn du es eilig hast und alle Ampeln rot sind, du den Regenschirm vergessen hast und dann noch ein Kollege oder eine Kundin unfreundlich ist. Ändert sich etwas dadurch? Abgesehen von der Stressreaktion in dir, nein. Mach dir in solchen Situationen bewusst, worauf du einen Einfluss hast und worauf nicht. Um mit Gelassenheit statt mit Stress zu reagieren, kann es helfen, erst einmal tief durchzuatmen. Was andere Menschen betrifft, so kann es dir vielleicht helfen, dich daran zu erinnern, dass ihr Verhalten viel mehr mit ihnen selbst als mit dir zu tun hat.

Zeitmanagement und Prioritäten

Ein gutes Zeitmanagement und das Setzen der richtigen Prioritäten kann eine enorme Unterstützung im Stressmanagement sein. Dabei kann es helfen, To-do-Listen zu schreiben – am besten eine langfristige Liste für den Überblick aller relevanten Themen und eine kurzfristige, die nur für eine Woche oder einen Tag aufgestellt wird. Bleibe dabei realistisch und plane für alles genügend Zeit ein, denn es kann frustrierend sein, abends auf die To-do-Liste des Tages zu schauen und zu erkennen, dass nicht alles abgehakt ist.

Gerade wegen deiner Migräne müssen die Listen flexibel sein, da es immer wieder Tage geben wird, an denen du ausfällst. Besonders bei der langfristigen To-do-Liste kann es überaus hilfreich sein, wenn du Prioritäten setzt. Manche Dinge müssen nicht sofort erledigt werden, andere sind dagegen wichtig und dringend und dulden keinen Aufschub. Aber: Vergiss dabei die notwendigen Pausen nicht, du selbst solltest immer eine hohe Priorität haben.

Die Angst vor oder während einer Migräneattacke

Migräne ist häufig auch mit Angst verbunden. Das kann beispielsweise die Angst vor der nächsten Attacke sein. Du weißt weder, wann sie sich anbahnt, wo du währenddessen gerade bist und mit wem, noch weißt du, wie stark sie wird und wie lange sie bleibt. Für viele Betroffen spielt diese Angst eine so große Rolle in ihrem Leben, dass sie sich möglichst nichts vornehmen, weil sie vielleicht wegen ihrer Migräne absagen müssten.

Ich kenne das Gefühl, morgens mit einer beginnenden Migräneattacke aufzuwachen und sich erst einmal die Fragen zu stellen: »Wie schlimm wird es heute?«, »Wie lange wird diese Attacke andauern?« und »Wie überstehe ich sie?« Vor allem zu der Zeit, als ich bis zu 20 Migränetage im Monat hatte, folgte direkt der Gedanke: »Ich kann heute nicht schon wieder eine Tablette nehmen.«

An vielen Tagen hatte ich nicht die Kraft, wieder die Schmerzen auszuhalten, und war nicht selten schon morgens völlig aufgelöst. Ohne mich von der letzten Migräneattacke erholt zu haben, folgte bereits die nächste. Es gab so viele Tage – und solche Phasen gibt es bei mir heute noch –, an denen ich mich den ganzen Tag durch die Attacke quälte und dann am Abend doch noch zu Medikamenten griff, weil die Schmerzen unerträglich wurden. Das fühlte sich dann an, als hätte ich versagt. Dabei weiß ich, dass es nichts mit Versagen zu tun hat und es okay ist, zum Medikament zu greifen.

Es gab Zeiten, da habe ich mir für jedes Ereignis, egal ob

private Verabredungen oder wichtige Termine auf der Arbeit, Medikamententage reserviert. Nur für den Fall, dass ich an diesem oder dem darauffolgenden Tag eine Migräneattacke bekommen würde. Ich musste jeden Monat im Hinblick auf die 10–20-Regel mit den Medikamenten haushalten. Das war für mich eine große Belastung und hatte zur Folge, dass ich auch bei jeder Einladung zu Treffen mit Freund:innen oder einer Geburtstagsfeier abwog, ob ich das schaffen würde.

All diese Gedanken beruhigten sich, als ich zum einen den Umgang mit meinen Ängsten in Angriff nahm und zum anderen die Migräneattacken mithilfe von medikamentösen und nicht medikamentösen Maßnahmen in ihrer Häufigkeit, Dauer und Intensität reduzieren konnte. Deshalb ist es umso wichtiger, dass du funktionierende vorbeugende Maßnahmen für dich findest.

Dennoch habe ich bis heute im Hinblick auf Feiern oder Veranstaltungen, bei denen ich weiß, dass sie bis in die Nacht hinein dauern, immer wieder Gedanken an die Migräneattacke, die vielleicht am nächsten Tag folgen würde. Diese Veranstaltungen reißen mich aus meinem Rhythmus heraus und sind auch abgesehen davon sehr anstrengend für mich. Viele Menschen um mich herum, verbunden mit einer lauten Geräuschkulisse und hellen Lichtern sind für mich an den meisten Tagen einfach zu viele Reize.

Mir hat es geholfen, die Angst irgendwann zu akzeptieren, denn es bringt überhaupt nichts, sie zu unterdrücken. Auch fand ich es hilfreich, meine Sichtweise zu ändern und mich nicht mehr darüber zu ärgern, denn eigentlich will die Angst mich doch nur beschützen.

Inzwischen kann ich mit aufkommenden Ängsten ganz gut umgehen und sie schnell einordnen. Das hilft mir dabei, der Angst nicht zu viel Raum zu geben und möglichst gelassen an Veranstaltungen oder Verabredungen heranzugehen. Die folgenden Tipps helfen mir im Umgang mit der Angst.

Meine Tipps gegen die Angst

Entspannungstraining

Ängste sind oft mit der Sorge um die Zukunft verbunden, gerade da helfen Entspannungstechniken wie Yoga, Meditation oder Atemübungen, im Hier und im Jetzt anzukommen. Sie unterstützen mich dabei, mich zu beruhigen und auf die Gegenwart statt auf die Angst zu fokussieren.

Durch Yoga in die Bewegung und in Verbindung mit meinem Körper zu kommen, hilft mir vor allem in Momenten, in denen die Angst besonders groß ist.

Einen Plan B haben

Mich entspannt es enorm, wenn ich weiß, dass es einen Plan B gibt. Plan A wäre, dass ich keine Migräneattacke habe und alles »nach Plan« läuft. Wenn die Attacke dann doch kommt, folgt Plan B. Meistens sieht mein Plan B so aus, dass ich nach Hause fahre oder mich nach Hause bringen lasse. Doch nicht in jeder Situation ist das so einfach. In den letzten Jahren war ich beispielsweise auf vielen Hochzeiten – manchmal sogar zwei Tage hintereinander. Der Plan B sah dann so aus, dass mein Partner und ich dort ein Zimmer nahmen, sodass ich mich zurückziehen konnte, wenn es mir nicht gut ging.

Kommunikation

Ich habe den Eindruck, dass über Ängste selten gesprochen wird. Auch wenn ich mich selbst beobachte, fällt mir auf, dass ich viel mehr über die Krankheit selbst spreche als über die damit verbundenen Ängste, obwohl sie so eine große Rolle spielen.

Die Kommunikation ist jedoch sehr wichtig, denn niemand weiß, was in uns Betroffenen vorgeht, wenn wir nicht darüber sprechen. Gerade im Hinblick auf die Tatsache, dass sich viele Menschen mit Migräne aus der Angst heraus, vielleicht absagen zu müssen, erst gar nichts mehr vornehmen. Es kann hier für mehr Verständnis sorgen, wenn du die Hintergründe und deine Ängste erläuterst. Dein Gegenüber kann so viel besser nachvollziehen, warum du dir beispielsweise unsicher bist, deine Teilnahme an einem Ereignis zuzusagen, oder aber warum du absagst. Vielleicht ergibt sich dadurch sogar die Situation, dass dein:e Gesprächspartner:in dir einen ganz neuen Vorschlag macht, oder es eine Variante gibt, an die du noch gar nicht gedacht hast.

Austausch mit anderen

Weder mit deiner Migräne noch mit deinen Ängsten bist du allein. Es sind sehr viele Menschen davon betroffen und viele machen ähnliche Erfahrungen wie du. Der Austausch mit anderen kann dich beruhigen und es kann guttun, mit Menschen zu sprechen, die dich verstehen und ähnliche Themen haben, die sie beschäftigen. Gleichgesinnte kannst du in den sozialen Medien oder in Selbsthilfegruppen finden.

Diese Tipps haben mir geholfen, einen besseren Umgang mit meinen Ängsten zu finden. Ich möchte dich an dieser Stelle jedoch noch einmal daran erinnern: Du musst nicht alles allein schaffen. Du darfst dir Unterstützung suchen, um einen Umgang mit deiner Angst zu finden. In der Psychotherapie kannst du mit einem kompetenten Gegenüber sprechen, denn manchmal eröffnet uns der Blickwinkel von außen noch einmal andere Betrachtungsweisen. Zudem kann dir die Psychotherapie Werkzeuge mitgeben, die dir helfen, mit deinen Ängsten besser umzugehen, und du kannst Strategien erlernen, die dir in konkreten Angstsituationen eine Stütze sind.

All die Tipps, Strategien und Werkzeuge im Alltag anzuwenden, ist ein Prozess. Sei auf deinem Weg geduldig mit dir, es braucht Zeit.

Selbsthilfe – MigräneLiga e. V. Deutschland

Ich weiß nicht, wie es dir geht, aber ich habe mich lange ziemlich einsam mit meiner Migräne gefühlt. Während einer Attacke lag ich meist allein in meinem Zimmer, um mich herum war es dunkel und still. Bestenfalls konnte ich schlafen, sodass die Zeit mit den Schmerzen schneller vorbeiging. Dass es so etwas wie Patientenorganisationen und Selbsthilfegruppen gibt, habe ich nur durch Zufall erfahren.

Die MigräneLiga e. V. Deutschland ist eine Patientenorganisation, die seit über 30 Jahren Menschen mit Migräne sowie deren Angehörige über Migräne informiert und zugleich mit 100 Selbsthilfegruppen eine starke Gemeinschaft bildet. Sie stellt sehr viele Informationen für Menschen mit Migräne, Angehörige und Arbeitgeber bereit. Diese findest du online auf der

Internetseite, in den (aufgezeichneten) Online-Seminaren, auf Symposien und in den sozialen Netzwerken, aber auch »offline« in Form von Broschüren und – wenn du Mitglied bist – im *migräne magazin*.

Als gemeinnütziger Verein arbeitet die MigräneLiga mit führenden Mediziner:innen, Kliniken, Therapeut:innen und Krankenkassen zusammen und ist daher mit den Inhalten immer auf dem aktuellen Stand der Wissenschaft. Sie ist also eine gute Quelle, wenn es um seriöse Informationen geht.

Meine ersten Kontakte zur MigräneLiga hatte ich auf einem Symposium. Auf den Symposien werden von verschiedenen Referent:innen Kurzvorträge rund um die Themen Migräne und Kopfschmerzen gehalten. Anschließend wurde ich nicht nur selbst Mitglied in der MigräneLiga, sondern hatte nach meinem ersten Besuch auf dem Symposium auch die Idee für meinen Podcast »Unwetter im Kopf«. Ich wollte mehr Menschen über Migräne aufklären und gleichzeitig Betroffenen in Form von Interviews eine Plattform bieten, um ihre Geschichte zu erzählen.

Als dann 2020 von der MigräneLiga eine neue Online-Selbsthilfegruppe für junge Betroffene gebildet wurde, habe ich mich dafür direkt angemeldet. Die Möglichkeit, mich online in ein Treffen einzuwählen, hat mich sehr angesprochen. Für mich persönlich wäre es ein hoher zeitlicher Aufwand gewesen, in die nächstgrößere Stadt zu einem Selbsthilfegruppentreffen zu fahren, und darüber hinaus hätte es mich auch viel Überwindung gekostet. Je mehr Treffen wir hatten, desto deutlicher merkte ich, wie gut mir der monatliche Austausch tut. Es ist nicht zu unterschätzen, wie schön es ist, sich mit Menschen auszutauschen, die genau wissen, wie man sich fühlt. In der Gruppe wird gemeinsam gelacht, sich geärgert, geweint und einfach nur zugehört – das tut gut. Zusätzlich zu unseren monatlichen (virtuellen) Treffen haben wir eine WhatsApp-Gruppe, in der sich, wer möchte, auch öfter austauschen kann.

Eine Auflistung der Online- und Präsenz-Selbsthilfegruppen findest du auf der Internetseite der MigräneLiga e. V. Deutschland.

Seit 2022 bin ich selbst Mitglied im ehrenamtlichen Vorstand der MigräneLiga und bekomme daher viele Einblicke in einzelne Themenbereiche und kann diese auch mitgestalten. Obwohl meine Kapazitäten natürlich begrenzt sind, finde ich es immer wieder spannend, Projekte zu begleiten, und freue mich jedes Mal, wenn ein Ziel erreicht wird. Die Selbsthilfegruppenarbeit halte ich für sehr wichtig, da sie Menschen zusammenbringt und ihnen das Gefühl geben kann, nicht allein zu kämpfen.

Was ich auch eines der wichtigsten Themen finde, ist die Interessensvertretung von Menschen mit Migräne in Öffentlichkeit und Politik. Nicht jede:r Betroffene möchte rausgehen und über ihre/seine Krankheit sprechen. Das ist auch völlig okay, denn gerade dafür gibt es Organisationen wie die MigräneLiga, die das tun und in denen eine Mitgliedschaft für einen geringen Jahresbeitrag möglich ist. Als Mitglied ist es völlig dir überlassen, ob du nur passiv dabei bist oder ob du dich ehrenamtlich – beispielsweise in Arbeitskreisen oder Selbsthilfegruppen – engagieren möchtest.

Vor allem die Inhalte der Online-Seminare zu diversen Themen möchte ich dir ans Herz legen. Die Referent:innen verfügen allesamt über große Expertise auf dem jeweiligen Gebiet und du kannst von ihren Vorträgen nur profitieren. In der Vergangenheit gab es beispielsweise Themen wie vorbeugende Maßnahmen, Sonderformen der Migräne, Stressmanagement, Ernährung und Migräne in der Schwangerschaft und Stillzeit. Diese Seminare wurden fast alle aufgezeichnet und sind online verfügbar. Den Link zur Internetseite findest du im Anhang (siehe Seite 195).

Schmerzbewältigung

Bei der Schmerzbewältigung ist es nicht das Ziel, keine Schmerzen mehr zu haben, sondern zum einen, einen besseren Umgang mit ihnen zu finden, und zum anderen, bestenfalls eine Reduktion der Schmerzen zu erreichen.

Die Grundlage für beides ist, die Schmerzen – in diesem Fall Migräne – zu verstehen. Im ersten Kapitel hast du bereits gelesen, was es mit dem Migränegehirn auf sich hat und welche Phasen eine Migräneattacke durchlaufen kann. Zusammenfassend und vereinfacht gesagt, nimmt das Migränegehirn Reize schneller und sensibler wahr – und es gibt keine Gewöhnung an die Reize. Irgendwann läuft das Fass einfach über.

Auch in der Schmerzbewältigung spielen Stressmanagement und Entspannungstraining natürlich eine große Rolle. Beides bringt verschiedene Strategien mit sich, die auch im Umgang mit Schmerz beziehungsweise mit den Gedanken während der Schmerzen eine Rolle spielen. Es kann zum Beispiel vorkommen, dass du in einer negativen Gedankenspirale gefangen bist oder ins Grübeln verfällst. Hier kann es helfen, wenn du dir dessen bewusst wirst und innerlich »Stopp« sagst. Im Anschluss können dir Entspannungsübungen dabei helfen, nicht wieder in diese Spirale zu rutschen.

Bewältigungsstrategien beim Grübeln

- Entspannungsübungen
- Spaziergänge oder Sport
- Gedanken aufschreiben
- darüber sprechen
- »Grübelzeiten« einrichten (Wecker beispielsweise auf fünf Minuten einstellen)

Werde dir deiner Gedanken bewusst. Meist gibt es einen Auslöser im Alltag, den wir innerlich ganz automatisch bewerten. Dieser Bewertung folgt eine Konsequenz, wie beispielsweise eine schlechte Stimmung, Grübeln oder eine Stressreaktion. Hier kann es helfen, dass du versuchst, die Situation sachlich einem »Realitätscheck« zu unterziehen und die automatische Bewertung zu überdenken. Wie viel Wahrheit ist an dem Gedanken? Wieso bewerte ich ihn auf diese Art? Ist diese Bewertung realistisch?

Sollte der Auslöser in einem zwischenmenschlichen Konflikt liegen, hilft auch ein Hineinversetzen in die andere Person oder ein Perspektivenwechsel. Außerdem könntest du dir die Frage stellen, was du deiner besten Freundin oder deinem besten Freund in dieser Situation raten würdest. Meist sind wir zu anderen nicht so hart wie zu uns selbst.

Die schlechten Tage

O ja, es gibt sie, die richtig schlechten Tage. Es sind die Tage, an denen uns die Migräneattacke mit all ihren Begleiterscheinungen fest im Griff hat. Die Tage, an denen die Dunkelheit schwer auf uns lastet. Es sind die Tage, an denen sich die Welt zwar weiterdreht, aber nicht für uns. Für uns steht alles still. In einem dunklen Raum. An solchen Tagen fragen wir uns, ob jemals wieder ein Licht leuchten wird und die Einsamkeit vergeht. Es sind die schlechten Tage – und manche davon sind nicht nur schlecht, sondern einfach schrecklich.

Aber etwas ganz tief in dir drinnen weiß: Auch für dich wird das Licht kommen und der Tag wird wieder heller, die Welt freundlicher.

Stärkende Gedanken für schlechte Tage

- Schlechte Tage sind okay.
- Ich bin nicht meine Gedanken.
- Es wird wieder ein besserer Tag kommen.
- Ich darf mir Hilfe holen.

Ist dir überhaupt bewusst, wie viele schlechte Tage du schon überstanden hast? Ist dir bewusst, was du trotzdem alles geschafft hast und immer wieder aufs Neue schaffst? Du bist stark. Und ziemlich sicher sogar noch viel stärker, als du denkst. Trotzdem musst du nicht alles allein schaffen. Es ist okay, wenn du um Hilfe bittest. Und es ist auch okay, wenn du dir beispielsweise in Selbsthilfegruppen Gleichgesinnte suchst, die genau wissen, wie es dir geht.

Was aber überhaupt nicht hilft, ist, sich mit anderen zu vergleichen. Und das gilt nicht nur für den Bereich Migräne …

Krankheit ist kein Wettbewerb

»Aber so schlimm wie bei dir ist es bei mir gar nicht …« Diesen Satz habe ich schon oft zu hören bekommen. Andererseits bin ich online auch schon gefragt worden, warum ich mich denn so anstellen würde, ich hätte schließlich zwischendurch auch immer mal wieder einen Tag, an dem es mir gut geht. Die Bewertungen gehen also in beide Richtungen und jedes Mal finde ich es schade, denn es handelt sich hier schließlich nicht um einen Wettbewerb, wer »kränker« ist oder wem es »schlechter« geht. Und wer legt hier überhaupt den Maßstab?

Früher habe ich auch manchmal gedacht, ich darf mich eigentlich gar nicht beklagen, weil es schließlich Menschen gibt, denen es noch schlechter geht als mir. Aber irgendwann habe ich gelernt, dass jeder Schmerz und jedes Leid gefühlt werden darf. Es wird irgendwo auf der Welt immer jemanden geben, dem es vermeintlich besser oder schlechter geht. Schmerz, Leid und Krankheit sind kein Wettbewerb. Es bringt deshalb absolut nichts, sich mit anderen zu vergleichen.

> Du musst nicht jeden Tag leben, als wäre es dein letzter. Nicht jeder Tag ist gut und nicht jeder Tag muss produktiv sein. Das ist okay.

KAPITEL 6

Selbstwirksamkeit, Selbstfürsorge und Achtsamkeit

Wie du inzwischen weißt, ist Migräne eine Reizverarbeitungsstörung. Das Gehirn von Menschen mit dieser Erkrankung ist sensibler und verarbeitet Reize schneller. Dadurch ist es zwar leistungsstark, benötigt aber auch wesentlich öfter eine Auszeit. An dieser Stelle kommen Akzeptanz, Selbstwirksamkeit und Achtsamkeit ins Spiel, aber auch Selbstfürsorge. Es braucht Akzeptanz für die Krankheit im eigenen Leben und Selbstwirksamkeit, also die Überzeugung, aktiv Einfluss auf die Erkrankung nehmen zu können. Darüber hinaus Selbstfürsorge, was bedeutet, sich auf psychischer und physischer Ebene um die eigene Gesundheit zu kümmern, und auch Achtsamkeit, um die eigenen Bedürfnisse und Signale des Körpers überhaupt wahrzunehmen.

Beim Lesen dieses Kapitels werden dir vielleicht immer wieder Zusammenhänge und Parallelen zu bereits Erwähntem auffallen. Das liegt daran, dass für mich die genannten Punkte alle ineinandergreifen und sich gegenseitig unterstützen. Sie können dir dabei helfen, deine Lebensqualität wesentlich zu verbessern.

Die Bedeutung von Selbstwirksamkeit

Der Begriff »Selbstwirksamkeit« wurde geprägt durch den kanadischen Psychologen Albert Bandura. Selbstwirksamkeit beschreibt den Glauben an die Fähigkeit, bestimmte Aufgaben bewältigen, Ziele erreichen und Herausforderungen meistern zu können.

Menschen mit einer hohen Selbstwirksamkeit haben die Überzeugung, dass sie in der Lage sind, Einfluss auf ihr eigenes Leben zu nehmen. Sie haben Vertrauen in ihre Fähigkeiten und sind sich sicher, die Herausforderungen des Lebens bewältigen zu können.

Die Entwicklung und Stärkung der Selbstwirksamkeit kann dazu beitragen, dass Menschen besser mit Herausforderungen umgehen, ihre Ziele erreichen und ein positives Selbstbild entwickeln können. Dieser Prozess kann durch Erfolgserlebnisse, das Erlernen neuer Fähigkeiten, das Beobachten anderer erfolgreicher Menschen oder durch unterstützende soziale Umgebungen gefördert werden.

Bezogen auf Migräne spielt Selbstwirksamkeit eine überaus wichtige Rolle, da sie den Glauben an die eigene Fähigkeit, mit den Herausforderungen der Krankheit umgehen und Einfluss auf die Erkrankung sowie ihren Verlauf nehmen zu können, beschreibt. Menschen mit einer hohen Selbstwirksamkeit trauen sich zu, gesunde Änderungen im Lebensstil vorzunehmen und Strategien zu entwickeln, damit sich die Migräneattacken reduzieren und sich der Einfluss der Migräne auf das Leben verringert.

Einer der wichtigsten Aspekte dabei ist die aktive Rolle, die Menschen mit Migräne dann einnehmen: Sie kennen sich aus mit der eigenen Krankheit, eignen sich Wissen an, sie stehen im Austausch mit anderen und arbeiten eng mit ihrem medizinischen Team zusammen, um individuelle Behandlungsmöglichkeiten zu finden. Selbstwirksamkeit ist demnach eine überaus wichtige Eigenschaft im Umgang mit Migräne und es lohnt sich in jedem Fall, sie zu stärken. Wenn du als Migränepatient:in deine Selbstwirksamkeit stärkst, kann das dazu führen, dass du besser mit den Herausforderungen umgehen kannst, die ein Leben mit Migräne mit sich bringt. Die Stärkung der Selbstwirksamkeit kann dir dabei helfen, deine Migräne zu akzeptieren, deine individuellen Vorboten sowie Symptome besser zu verstehen und – gemeinsam mit deinem medizinischen Team – Behandlungsmöglichkeiten zu finden. Alles in allem kann sich dadurch deine Lebensqualität verbessern.

Verschiedene Wege, um deine Selbstwirksamkeit zu stärken

Informiere dich über deine Krankheit

Durch das Einholen fundierter Informationen setzt du den Grundstein für das Leben mit einer Erkrankung: Du lernst sie besser kennen, bist daher auch eher in der Lage, sie anderen zu erklären, und kannst bessere Entscheidungen im Hinblick auf Behandlungen treffen.

Aktuell tut sich einiges in der Migräneforschung, deshalb solltest du auf dem neuesten Stand der Wissenschaft bleiben und dich damit auseinandersetzen, um für dich passende(re) Behandlungsmethoden zu finden.

Entwickle eigene Bewältigungsstrategien

Genauso individuell, wie sich die Migräne bei jedem daran erkrankten Menschen zeigt, sollte auch die Behandlung sein. Insbesondere die nicht medikamentösen Maßnahmen zur Vorbeugung von Migräneattacken können gute Bewältigungsstrategien sein, egal ob es sich bei diesen Strategien um Entspannungstraining, Stress- und Schmerzmanagement, moderaten Ausdauersport oder einen regelmäßigen Tagesablauf und Schlafrhythmus handelt. Indem du sie ausprobierst, kannst du herausfinden, wie du davon in deinem Alltag profitieren kannst.

Suche dir Unterstützung und Austausch

Du bist nicht allein mit Migräne. Der Kontakt mit anderen Betroffenen kann eine wertvolle Stütze im Leben mit Migräne sein. Du kannst Erfahrungen austauschen, über Ängste sprechen und musst dich nicht erklären oder gar rechtfertigen, weil die anderen genau wissen, wie es dir geht. Gleichgesinnte findest du beispielsweise in Selbsthilfegruppen oder auch in Online-Angeboten wie Facebook-Gruppen oder Internetforen. Empfehlungen dazu findest du im Anhang des Buches.

Selbstwirksamkeit stärken auf einen Blick

- Informiere dich über deine Krankheit.
- Entwickle eigene Bewältigungsstrategien.
- Suche dir Unterstützung und Austausch.

Vielleicht erkennst du hier die Parallelen zur Entwicklung der Akzeptanz. In meinen Augen liegen Akzeptanz und Selbstwirksamkeit eng beieinander – und für die Steigerung der Lebensqualität lohnt sich, beides zu entwickeln. Die Stärkung der Selbstwirksamkeit kann auch für dich ein wichtiger Schritt auf deinem Weg mit Migräne sein. Indem du an deine Fähigkeit glaubst, dass du aktiv etwas tun kannst – sei es Bewältigungsstrategien anwenden oder gemeinsam mit Ärzt:innen deine weitere Behandlung besprechen –, befreist du dich aus der Opferrolle. Eine höhere Selbstwirksamkeit kann dir dabei helfen, dich der Erkrankung nicht ausgeliefert zu fühlen, deine Lebensqualität zu steigern und zu erkennen, dass du Gestalter:in deines Lebens bist.

Sich selbst am nächsten sein

Ich habe in den letzten Jahren in Bezug auf mein Leben viele Dinge gelernt. Selbstliebe und Selbstfürsorge gehören dabei zu den wichtigsten Themen. Wenn du dich noch nie mit dem Thema Selbstliebe beschäftigt hast, wird dieses Wort bei dir vielleicht zunächst eine negative Reaktion auslösen. Selbstliebe hat jedoch weder etwas mit Eitelkeit noch mit Egoismus oder Narzissmus zu tun. Es geht vielmehr darum, dass du dich persönlich weiterentwickelst und dabei lernst, dich anzunehmen, wie du bist. Es geht darum, Selbstfürsorge zu betreiben, was für mich gleichzeitig auch etwas mit Respekt mir selbst gegenüber zu tun hat. Gerade im Hinblick auf Migräne kann es hilfreich sein, dir selbst liebevoll zu begegnen, statt gegen dich selbst zu kämpfen.

Doch wie lernt man Selbstliebe?

Genau wie Akzeptanz wachst du aller Wahrscheinlichkeit

nach nicht eines Tages morgens auf und liebst dich einfach von ganzem Herzen. Auch Selbstliebe ist ein Prozess – wahrscheinlich sogar ein Prozess, der dich durch dein ganzes Leben begleitet. Aber es wird mit der Zeit leichter. Dennoch wird es bestimmt Tage geben, an denen es dir leichter fällt, dich selbst zu lieben, als an anderen.

Hilfreiche Strategien für mehr Selbstliebe

Schenke dir jeden Morgen ein Lächeln

Wie siehst du dich morgens im Spiegel an? Versuche einmal, ganz ohne Bewertung hinzusehen und dabei dein Spiegelbild anzulächeln. Wiederhole das jeden Tag. Am Anfang kommst du dir vielleicht ein bisschen komisch vor, aber irgendwann wirst du merken, dass es dir guttut. Mit dieser kleinen Übung startest du jeden Morgen positiv in den Tag, denn ein Lächeln löst automatisch positive Gefühle in dir aus. Und ganz wichtig: Lächle auch dann, wenn dir nicht danach ist. Vor allem dann!

Du kannst dir selbst in diesem Moment zusätzlich (innerlich) einen schönen Tag wünschen – das kann aber auch erst der nächste Schritt sein. Ein Lächeln genügt zu Beginn.

Werde zu deiner besten Freundin / deinem besten Freund

Wie sprichst du eigentlich mit dir selbst? Würdest du solche Sätze zu deiner besten Freundin oder deinem besten Freund sagen? Ändere in Situationen, in denen du dich selbst verurteilst oder wütend auf dich bist, die Perspektive. Was würdest du deiner besten Freundin sagen, wenn sie in deiner Situation wäre und einen Ratschlag von dir wünscht? Meistens sind wir zu uns selbst sehr viel härter, als wir es anderen Personen gegenüber wären. Häufig sprechen wir in Gedanken in einer so herablassenden Art und Weise mit uns, wie wir niemals mit anderen Menschen sprechen würden. Lerne so mit dir umzugehen und zu sprechen, wie du es mit jemandem tun würdest, den du liebst. Du darfst auch zu dir liebevoll sein und dir selbst verzeihen – denn das ist Selbstliebe.

Sei stolz auf dich

Du hast eine Aufgabe gemeistert? Dann sei stolz auf dich! Egal, wie klein oder groß diese Aufgabe in deinen Augen sein mag – du darfst auf jeden Schritt, den du gehst, auf jede Entscheidung und jede Leistung stolz sein. Gestehe dir diesen Stolz auch *wirklich* zu und rede deine eigenen Erfolgserlebnisse nicht klein.

Vielleicht möchtest du jeden Tag ein Erfolgserlebnis aufschreiben? Das unterstützt dich dabei, selbst noch so kleine Erlebnisse wahrzunehmen. Nach einer gewissen Zeit kannst du alle Einträge noch einmal durchlesen und du wirst sehen, wie viele persönlichen Erfolge du schon verbuchen konntest.

Verwandle negative in positive Gedanken

Rund 60 000 Gedanken gehen uns jeden Tag durch den Kopf. Nur 3 Prozent davon sind positiv. Ist das nicht eine wahnsinnig kleine Zahl? Nimm deine Gedanken einen Tag oder mehrere Tage lang bewusst wahr – sind es eher positive oder mehr negative Gedanken? Versuche negative Gedanken ins Positive zu verwandeln. Das mag am Anfang etwas schwierig sein, aber nach und nach wird sich deine Denkweise ändern und deine Gedanken werden automatisch positiver.

Achte auf deinen Körper und gehe liebevoll mit ihm um

Ist es nicht verrückt, wie viele Vorgänge in unserem Körper ganz automatisch ohne unser Zutun ablaufen, von denen wir oft noch nicht einmal etwas wissen? Unser Körper ist mit all seinen Abläufen ein wahres Wunder, und wenn ich mir das für einen Augenblick *wirklich* bewusst mache, dann frage ich mich, wie ich mich früher im ständigen Kampf gegen ihn befinden konnte.

Kümmere dich gut um dich und deinen Körper. Übe dich darin, auf seine Bedürfnisse und Signale zu hören. Das ist im Alltag nicht immer leicht, aber Achtsamkeit kann dir dabei helfen.

Setze Grenzen und halte sie ein

Dir deine Grenzen klarzumachen und diese auch zu setzen, ist ein essenzieller Teil der Selbstliebe. Besonders bei Migräne ist es wichtig, deine Grenzen zu kommunizieren. Wenn du immer die Erwartungen anderer erfüllen möchtest, endet das häufig in Stress und Überlastung. Das Setzen von Grenzen bedeutet, deine eigenen Bedürfnisse zu schützen.

Davor musst du dir natürlich zuerst einmal bewusst machen, wo deine Grenzen überhaupt sind. Das kann beispielsweise sein, dass du für deinen regelmäßigen Lebensrhythmus und deine Pausen sowie Auszeiten einstehst – im Grunde all das, was dir guttut. Hierbei sind zwei Punkte am wichtigsten: die Kommunikation deiner Grenzen und Bedürfnisse sowie die Fähigkeit, »Nein« zu sagen. Das erfordert Übung und kann anfangs ungewohnt für dich sein. Du kannst zunächst mit kleinen oder vermeintlich belanglosen Situationen beginnen und hier klar »Nein« zu anderen, damit aber »Ja« zu dir selbst sagen. Es ist wichtig, dich zu schützen und für deine Bedürfnisse einzustehen. Sei dabei klar und deutlich, aber bleibe freundlich. Du brauchst dich auch nicht für deine Grenzen zu rechtfertigen. Grenzen zu setzen, kann dir dabei helfen, deine Energie zu managen, Stress zu reduzieren und eine liebevollere Beziehung mit dir selbst zu führen.

Nimm dir Zeit für dich selbst

Versuche in deinem Alltag Zeit für dich zu reservieren. In dieser Zeit stehst *du* im Mittelpunkt – kümmere dich um dich selbst. Das kann auf verschiedene Weisen passieren: Vielleicht gehst du eine halbe Stunde spazieren, machst ein paar Entspannungsübungen oder nimmst ein heißes Bad. Sei kreativ: Was tut dir gut und wofür nimmst du dir im Alltag viel zu wenig Zeit? Diese Zeit musst du dir selbst nehmen, denn sie wird nicht einfach kommen. Es ist immer eine Frage der Prioritäten.

Sieben Tipps für mehr Selbstliebe auf einen Blick

- Schenke dir jeden Morgen ein Lächeln.
- Werde zu deiner besten Freundin / deinem besten Freund.
- Sei stolz auf dich.
- Verwandle negative in positive Gedanken.
- Achte auf deinen Körper und gehe liebevoll mit ihm um.
- Setze Grenzen und halte sie ein.
- Nimm dir Zeit für dich selbst.

Was ist eigentlich Selbstfürsorge?

Das Wort allein sagt schon alles: Selbstfürsorge bedeutet, für dich selbst zu sorgen. Ein Spruch, den ich einmal auf einer Postkarte gelesen habe und seither im Zusammenhang mit dem Thema Selbstfürsorge gerne verwende, ist: *Wir haben alle ein bisschen ›Ich will die Welt retten‹ in uns. Aber es ist okay, wenn du erst mal nur einen Menschen rettest. Und es ist okay, wenn dieser Mensch du selbst bist.* Ebenso hat es einen Grund, warum du im Flugzeug zuerst dir und erst dann anderen die Sauerstoffmaske aufsetzen sollst: Du kannst anderen Menschen nämlich erst dann wirklich helfen und für sie da sein, wenn es dir selbst gut geht. Du bist schließlich die Person, mit der du dein ganzes Leben verbringst, deshalb solltest du es dir wert sein, dir Liebe entgegenzubringen und gut für dich zu sorgen.

Bei Selbstfürsorge geht es darum, die Verantwortung für dich zu übernehmen. Es geht darum, dass du dir über deine Bedürfnisse klar wirst und für sie einstehst. Mit Migräne kann das bedeuten, dass du dir genug Ruhe, Pausen und Entspannung gönnst. Du brauchst diese Zeit für dich. Wie das konkret bei dir aussieht, kann sich an deinen individuellen Bedürfnissen orientieren.

Auf Instagram wird #selfcare manchmal etwas übertrieben dargestellt, dabei braucht es in meinen Augen gar nicht so viel. Für mich kann Selbstfürsorge auch einfach nur Entspannungstraining, Sport, regelmäßiges Essen und Schlafen sein. Vor ein paar Monaten war ich für fünf Tage auf einem Meditations-Retreat. Es war eine Zeit ohne Handy, Laptop, Bücher oder Notizen. Auch unter uns Teilnehmenden wurde nicht gesprochen und kein Blickkontakt aufgebaut. Ich war in dieser Zeit nur mit mir allein. Abgesehen davon, dass es insgesamt eine sehr spannende Erfahrung war, habe ich meine Bedürfnisse ganz neu kennengelernt. Ich konnte mich immer wieder fragen: »Was brauche ich gerade?« Im Alltag fällt mir das sehr viel schwerer, weil natürlich viele Verpflichtungen anstehen und ich auch viel mehr abgelenkt bin. Dennoch war diese Auszeit eine tolle Erfahrung und eine richtige Erholung, denn wann ist man schon mal wirklich nur für sich?

Die wichtigste Frage in diesem Zusammenhang ist doch: Wenn nicht du für dich selbst sorgst, wer soll es dann machen?

Achtsamkeit

Achtsamkeit bedeutet, im Hier und Jetzt anzukommen – den gegenwärtigen Moment ganz bewusst wahrzunehmen, wie er ist. Sie ist ein besonderer Teil der Aufmerksamkeit, die im stressigen Alltag oft untergeht.

Es geht darum, ganz gegenwärtig zu sein und Gefühle und Gedanken wahrzunehmen, ohne diese zu bewerten. Achtsamkeit kann dabei durch verschiedene Methoden gelernt und geübt werden.

Aber welche Vorteile hat es, achtsamer zu werden? Achtsamkeit schult dein Bewusstsein und kann dir dadurch beispielsweise dabei helfen, Stresssituationen schon zu erkennen, bevor sie dich »richtig« packen und krank machen. Du kannst durch Achtsamkeitstraining lernen, auf deinen Körper zu hören und seine Signale besser zu verstehen. Darüber hinaus kann sich dein Körpergefühl verbessern.

Kleine Achtsamkeitsübungen können dich dabei unterstützen, entspannter zu werden und deine Aufmerksamkeit auf die wesentlichen Dinge im Leben zu richten. Zudem kann sich deine Konzentrationsfähigkeit verbessern.

Aber all das passiert natürlich nicht von heute auf morgen. Dazu bedarf es schon ein wenig Übung.

Übungen für mehr Achtsamkeit im Alltag

Multitasking vermeiden

Multitasking ist in meinen Augen das Gegenteil von Achtsamkeit: Viele Dinge werden gleichzeitig gemacht, um möglichst viel in kurzer Zeit zu schaffen. Auf diese Weise kannst du nichts davon wirklich achtsam machen. Verzichte daher auf Multitasking; mach stattdessen immer nur eine Sache – und diese ganz bewusst. In unserer Gesellschaft ist es leider selbstverständlich geworden, mehrere Dinge auf einmal zu machen: Wir gehen durch die Stadt und telefonieren dabei mit unserer Mutter, wir essen zu Abend und schauen währenddessen Nachrichten im Fernsehen oder wir gehen Joggen und haben Musik im Ohr. Das alles sind Reize, und je mehr Reize auf dich einprasseln, desto anstrengender wird es. Besonders für Menschen mit Migräne, deren Reizverarbeitung verändert ist, kann Multitasking daher irgendwann zu viel werden.

Viele Dinge gleichzeitig zu machen, bedeutet weniger Fokus auf die einzelnen Dinge. Sobald du »nur« eine Sache zur Zeit machst, wirst du bemerken, dass du wesentlich fokussierter und daher viel schneller damit fertig bist.

Körperreise

Eine Körperreise ist ein »Check in« in deinen Körper, auch als »Body Scan« bekannt. Dabei konzentrierst du dich auf deinen Körper und deine Gefühle.

Mit geschlossenen Augen wanderst du mit deiner Aufmerksamkeit nach und nach durch alle Bereiche deines Körpers, ohne die Gefühle, die dabei (möglicherweise) aufkommen, zu bewerten. Du reist also in dieser Übung durch deinen Körper und nimmst wahr, wie sich die einzelnen Bereiche anfühlen und wie es dir dabei geht. Diese Übung kannst du – insbesondere am Anfang – mit einer Anleitung machen, die es als Bonus zum Buch kostenlos im Internet gibt; den Link dazu findest du im Anhang.

Eine begleitende Anleitung hilft dir dabei, nicht mit den Gedanken abzuschweifen und den Fokus mehr bei dir zu lassen. Wenn du geübter bist, kannst du das auch selbstständig für dich allein machen.

Mir hilft der Body Scan sehr, denn durch ihn kann ich mir einerseits eine Pause zur Entspannung nehmen und andererseits die Verbindung zu meinem Körper stärken.

Der Body Scan ist Teil der Achtsamkeitsbasierten Stressreduktion (Mindfulness-Based Stress Reduction – kurz MBSR). Es ist ein Programm zur Stressbewältigung durch Achtsamkeit, das Dr. Jon Kabat-Zinn in den späten 1970er-Jahren entwickelt hat. In der Regel ist es ein achtwöchiges Programm, bei dem die Teilnehmenden täglich 45 Minuten Achtsamkeit üben. Neben dem Body Scan kommen auch Formen der Meditation und Yogaübungen zum Einsatz. MBSR kann auch zur Bewältigung von chronischen Schmerzen angewendet werden und erzielte bereits gute Ergebnisse in wissenschaftlichen Untersuchungen.[57]

Spaziergang in der Natur

Manchmal ist es so simpel: Geh einfach spazieren und lass dich nicht durch dein Handy oder Musik ablenken. Während des Spaziergangs hast du nicht nur Bewegung, sondern kannst gleichzeitig auch deine Achtsamkeit schulen. Richte deinen Fokus auf deine Umwelt und die Natur. Nimm alle Geräusche und Gerüche um dich herum wahr. Spüre den Boden unter deinen Füßen und sieh dir alles ganz genau an. Erkenne die Ruhe, die die Natur ausstrahlt und die dir zu mehr Entspannung und Gelassenheit verhilft.

Fokus auf die Atmung

Unsere Atmung ist eines der besten Werkzeuge für mehr Entspannung und die Schulung von Achtsamkeit. Richte dazu deine Aufmerksamkeit mit geschlossenen Augen auf deinen Atem. Nimm jeden Atemzug wahr, spüre, wie er kommt und geht. Diese Übung kannst du zu Beginn auch als geführte Übung mit einer Anleitung machen. Als Bonus zum Buch gibt es eine Atemmeditation kostenlos im Internet, den Link dazu findest du im Anhang. Wenn du die Übung zwischendurch im Alltag einbauen möchtest, genügt es aber auch, wenn du einfach für einen kurzen Moment deine Augen schließt und tief ein- und ausatmest. Spüre dabei, welche Bewegungen die Atmung in deinem Körper verursacht. Diese kurze Übung lässt dich wieder bei dir ankommen und bringt Ruhe in deinen Körper.

Drei kurze Achtsamkeitsübungen zum Nachmachen

- Schließe deine Augen und konzentriere dich auf deine Atmung. Nimm jeden Atemzug ganz bewusst wahr. Spüre, wie dein Atem kommt und geht. An welchen Stellen kannst du die Bewegung spüren, die das Fließen des Atems verursacht?
- Ziehe deine Schultern kraftvoll Richtung Ohren und halte hier für zwei Atemzüge die Spannung, dann lass die Spannung los und deine Schultern fallen. Wiederhole das noch zweimal (oder mehr).
- Klebe einen Zettel mit den Worten »Wie geht es mir gerade?« an eine Stelle in deiner Wohnung oder deinem Haus, an der du oft vorbeikommst. Auf diese Weise richtest du den Fokus jedes Mal, wenn du die Worte liest, wieder auf dich. Ich habe diesen Zettel beispielsweise an meinem Monitor im Büro kleben.

Auf der eigenen Matte bleiben

Yoga hat mein Leben so sehr bereichert, dass ich fast behaupten möchte, es hat mich gerettet. Ich habe in den letzten Jahren viele Kämpfe *gegen* meinen Körper geführt, aber als ich vor acht Jahren mit Yoga begonnen habe, war das zum ersten Mal etwas *für* meinen Körper.

Wenn Menschen sich nicht in Yogastunden trauen, weil sie sich nicht »beweglich genug« fühlen, macht mich das traurig.

Nur weil in Zeitschriften oder auf Instagram alle möglichen spektakulären Yogaposen gezeigt werden, bedeutet das noch lange nicht, dass du kein Yoga kannst. Alle Menschen können zum Yoga gehen – und spektakuläre Posen gibt es in den wenigsten Yogastunden. Und wenn ich *alle* schreibe, dann meine ich das auch wirklich so. Du musst nicht beweglich sein, um Yoga zu machen. Aber du wirst durch Yoga beweglicher.

Es geht auch überhaupt nicht darum, dass du vornübergebeugt mit den Fingerspitzen den Boden berührst – es geht darum, was du auf dem Weg dorthin lernst, bis du (vielleicht irgendwann einmal) mit den Fingerspitzen den Boden berührst. Und selbst, wenn dir das nie gelingen wird, ist auch das völlig in Ordnung.

Beim Yoga geht es um Achtsamkeit, um Fürsorge und um Sein. Es geht darum, Dinge nicht zu bewerten, sondern einfach da sein zu lassen. Mir hat Yoga dabei geholfen, mich selbst lieben zu lernen. Inzwischen ist Yoga – und Entspannungstraining generell – für mich ein Akt der Selbstfürsorge. Jede Yogaeinheit ist ein Date mit mir selbst. Auf meiner Matte. Es geht um mich – um meinen Körper und meinen Geist. Dabei ist es völlig egal, was auf den Matten um mich herum passiert.

Es ist mein Yoga. Achtsam und ganz so, wie es für mich in diesem Moment gut ist. Das darf sich jeden Tag anders anfühlen und trotzdem ist es die Reise zu mir.

All das hat mir dabei geholfen, nicht ständig alle Menschen um mich herum oder ihr Handeln zu bewerten. Ich bleibe im übertragenen Sinne also auf meiner Matte. Ebenso habe ich gelernt, nicht alles in meinem eigenen Leben zu bewerten. Früher habe ich während einer Attacke analysiert, was denn jetzt schon wieder der Auslöser gewesen sein könnte. Von meinem Einkaufszettel mit den »verbotenen« Lebensmitteln habe ich dir bereits erzählt. Durch Yoga wurde meine Gelassenheit so viel größer – gesundheitlich, beruflich und privat. Das ist eine enorme Bereicherung. Es hat mich vor allem auch dabei unterstützt, mich nicht mehr mit anderen zu vergleichen. Ich bin ich, du bist du.

Stärke deine psychische Widerstandskraft

Warum überstehen manche Menschen Krisen besser als andere? Das kann an einer starken psychischen Widerstandsfähigkeit liegen – der sogenannten Resilienz.

Als Resilienz wird die seelische Widerstandsfähigkeit bezeichnet. Es ist die Fähigkeit, schwierige Lebenssituationen und auch länger anhaltende Belastungen ohne bleibende Beeinträchtigungen zu überstehen. Im Prozess der Bewältigung einer Krise können resiliente Menschen auf bestimmte Fähigkeiten zurückgreifen, die sie gesund bleiben lassen.

Migräne kann das Leben enorm erschweren, und die Resilienz zu stärken, ist für Menschen mit dieser Erkrankung sehr wichtig, damit sie die damit verbundenen Belastungen im Alltag gut durchstehen können.

In welchem Maße psychische Widerstandsfähigkeit genetisch bedingt ist, ist noch nicht eindeutig geklärt, aber du kannst sie gemeinsam mit deiner Persönlichkeit auf jeden Fall weiterentwickeln, indem du sie trainierst. Es gibt sieben Faktoren, auf die es bei der Resilienz ankommt und die du mit einem vorsorglichen Training stärken kannst. Wenn du diese Strategien dann in einer Krisensituation anwendest, bleibst du im besten Fall gesund.

Die sieben Faktoren der Resilienz und wie du sie stärken kannst

Bilde Optimismus aus

Ja, Optimismus kann man lernen. Dazu gibt es sehr viele verschiedene Strategien und ich möchte dir an dieser Stelle drei Beispiele nennen.

Die erste Strategie ist ein positiver Start in den Tag. Das bedeutet, dass du direkt morgens etwas machst, das dir Energie schenkt. Das kann beispielsweise das ruhige Genießen deines Lieblingsfrühstücks sein oder aber eine Meditationsübung. Diese Strategie eignet sich besonders gut für Menschen mit Migräne, denn sie sorgt im besten Fall für einen entspannten Start in den Tag – und Entspannung ist gleichzeitig eine bewährte nicht medikamentöse Prophylaxe.

Eine zweite Strategie ist das Führen eines Dankbarkeitstagebuchs. Im Grunde ist es ganz simpel: Du schreibst jeden Tag mindestens eine Sache auf, für die du an diesem Tag dankbar bist. Damit es einen Sinn macht, sollte es jeden Tag etwas anderes sein. Der Gedanke hinter der Dankbarkeitspraxis ist, dass du all die positiven Dinge in deinem Leben zu schätzen lernst und den Fokus auf das Positive lenkst. Dadurch reflektierst du viel mehr und bekommst eine andere Sichtweise auf viele Dinge. Im Internet kannst du viele Dankbarkeitstagebücher bestellen, die meist noch mehr Inhalte haben. Für den Anfang reicht es aber auch völlig aus, wenn du selbst für dich ein kleines Büchlein führst.

Die dritte Strategie ist das Bewusstmachen deiner Erfolge im Leben. Was hast du schon alles überstanden und erreicht? Nur du weißt, wie oft du wieder aufgestanden bist. Darauf darfst du stolz sein! Schreibe jeden (noch so kleinen) Erfolg auf und erstelle eine Liste, bastle eine Collage oder schreib alle Erfolge auf kleine Zettel und steck sie in ein großes Glas. So kannst du in schlechten Momenten darauf zurückgreifen, dir alles noch einmal durchlesen und dich dadurch stärken.

Diese drei Strategien können dich dabei unterstützen, optimistischer zu werden. Außerdem eignen sie sich sehr gut als Routine in deinem Alltag – möchtest du eine davon integrieren?

Lerne, das Unabänderliche zu akzeptieren

Die Wichtigkeit der Akzeptanz bei Migräne habe ich bereits mehrfach zum Ausdruck gebracht. Aber auch abgesehen von Krankheiten wird es immer Dinge in deinem Leben geben, die du nicht ändern kannst. Ebenso wirst du nicht vor Krisen und schlimmen Ereignissen sicher sein. Dies zu akzeptieren, ist immer der einfachste Weg und gleichzeitig der schwerste. Es geht darum, die Situation anzunehmen und sie bestmöglich zu überstehen. Um das schaffen zu können, ist jedoch Akzeptanz wichtig, denn nur dann – wie bei einer Krankheit – wirst du dich richtig mit der Situation auseinandersetzen und einen guten Umgang damit finden.

Verlasse die Opferrolle

Das Leben ist leider nicht immer fair. Es mag Situationen in deinem Leben geben, in denen du das Opfer bist – oder in denen du dich als solches siehst. Fühlst du dich manchmal als Opfer deiner Erkrankung?

Eine Krise bewältigst du leichter, wenn du die Opferrolle verlässt und ins Handeln kommst. Natürlich wirst du dadurch nicht geheilt, aber du kannst viele Dinge beeinflussen und bestenfalls wirkt sich das positiv auf deine Erkrankung aus. Dazu gehören nicht medikamentöse Maßnahmen wie Entspannungstraining oder Ausdauersport und die richtige medizinische Unterstützung durch kompetente Mediziner:innen. Lerne Verantwortung für dich zu übernehmen. Es ist übrigens auch ein Schritt aus der Opferrolle heraus, wenn du dir Hilfe holst und in deinem Umfeld für dich einstehst. Die richtige Unterstützung an deiner Seite zu haben, ist ganz besonders wichtig.

Orientiere dich an der Lösung

Dieser Punkt knüpft an das Verlassen der Opferrolle an: Viel zu oft liegt der Fokus auf dem Problem. Es ist manchmal leichter, zu meckern oder sich zu beschweren, als etwas zu ändern und Dinge anzupacken. Lerne umzudenken und lenke den Fokus auf die Lösung des Problems und nicht auf das Problem selbst. Auch dieser Punkt ist mit Blick auf die Migräne nicht leicht, denn eine einfache Lösung gibt es nicht, und leider gibt es auch keine Lösung, die für alle passt. Dennoch gibt es Dinge, die du in deiner Hand hast, wie die eigene Umsetzung von nicht medikamentösen Prophylaxen im Alltag oder das Ausprobieren medikamentöser Prophylaxen in Rücksprache mit Mediziner:innen.

Übernimm Verantwortung

Du hast dein Leben selbst in der Hand. Lerne in jedem Lebensbereich, die Verantwortung für dich zu übernehmen. Auch diese Säule steht in Verbindung mit den beiden vorangegangen Punkten: Verlasse die Opferrolle, konzentriere dich auf die Lösung und übernimm die Verantwortung für dich!

Auch hier noch einmal ganz wichtig: Das Übernehmen von Verantwortung bedeutet nicht, dass du keine Hilfe annehmen darfst – im Gegenteil. Du darfst dir selbstverständlich Hilfe holen, denn niemand von uns ist perfekt und weiß alles. Wichtig ist dabei nur, dass du die Verantwortung nicht abgibst. Lerne von diesen Menschen und reflektiere ihre Empfehlungen. Auf diese Weise kannst du verstehen, ob ihre Tipps oder Hilfsangebote in dein Leben und deine individuelle Situation passen. Verantwortung zu übernehmen, kann auch bedeuten, dass du deine Arztpraxis wechselst, weil du dich nicht ernst genommen oder nicht optimal behandelt fühlst.

Plane deine Zukunft

Natürlich darfst du ein achtsames Leben im Hier und Jetzt führen. Nur in der Zukunft zu leben, ist genauso wenig zielführend, wie nur in der Vergangenheit zu leben. Was jedoch eine Zukunftsorientierung in Krisensituationen ausmacht, ist das tiefe Vertrauen in dir, dass du alle Aufgaben meistern kannst, die dir das Leben gibt.

Dieses Vertrauen kannst du fördern, indem du deine Zukunft planst.

Vielleicht hast du Angst davor, dass du enttäuscht wirst und deine Pläne aufgrund deiner Erkrankung nicht umsetzen kannst. Es müssen jedoch gar keine großen Pläne wie der Hausbau oder die Gründung deiner Traumfamilie sein; die Gedanken an einen Konzertbesuch, eine Reise oder ein anderes schönes Ereignis in der Zukunft können hier genauso hilfreich sein.

Baue ein soziales Netzwerk auf

Wenn du bereits ein gutes soziales Netzwerk hast, dann kannst du dich auf die Pflege und Stärkung desselben konzentrieren. Solltest du mit deinem bestehenden Netzwerk noch nicht zufrieden sein, dann baue es aus. Ziehe Menschen in dein Leben, die dir Energie schenken, dich mit deiner Erkrankung ernst nehmen und mit dir auf einer Wellenlänge sind.

Vielleicht hast du schon erlebt, dass sich Menschen von dir wegen deiner Krankheit abwenden oder du dich abwendest, weil du das Gefühl hast, nicht verstanden zu werden. Das tut weh, kommt aber leider nicht selten vor. Nicht alle Menschen können Migräne verstehen oder nachvollziehen, wie es dir geht. Zudem können vielleicht nicht alle damit umgehen, dass du eine (einschränkende) Krankheit hast. Es bringt nichts, diese Personen festzuhalten. Auf Dauer ist es nur belastend, wenn du dich ständig erklären musst und dann doch wieder frustriert zurückbleibst. Aber wer weiß, was die Zukunft bringt: Vielleicht lauft ihr euch mal wieder über den Weg und die Welt sieht dann ganz anders aus?

Dank des Internets hast du die Möglichkeit, Freundschaften in der ganzen Welt aufrechtzuerhalten und auch Menschen in dein Leben zu holen, die du ohne das Internet möglicherweise nie kennengelernt hättest. Ich habe in den letzten Jahren wundervolle Menschen über das Internet kennengelernt, mit denen ich mich über meine Krankheit austauschen kann. Sie verstehen mich und das tut unglaublich gut. Zudem bin ich seit einigen Jahren Teilnehmerin in einer der Online-Selbsthilfegruppen der MigräneLiga e. V. Deutschland und tausche mich einmal im Monat virtuell mit anderen Betroffenen in einem geschützten Rahmen aus.

Die sieben Säulen der Resilienz

- Optimismus
- Akzeptanz
- Opferrolle verlassen
- Lösungsorientierung
- Übernahme von Verantwortung
- Zukunftsorientierung
- Netzwerke

Zuletzt ist mir noch ein Punkt sehr wichtig: Resilienz bedeutet nicht, gefühllos oder abgestumpft zu sein. Resiliente Menschen sind auch nicht immer stark. Du darfst selbstverständlich auch mal verzweifelt und traurig sein – das Leben ist ja nicht immer fair. Es geht bei Resilienz aber darum, wie du mit der Situation umgehst und wie du sie meisterst. Wichtig ist dabei, dass du Tiefpunkte seelisch gesund überstehst und in kleinen oder großen Krisen in deinem Leben das Vertrauen in dich hast, dass du sie meistern wirst.

Dennoch wird es vielleicht Momente in deinem Leben geben, in denen du nicht mehr weiterkommst – dann hast du immer die Möglichkeit, dir professionelle Hilfe zu holen. Scheue dich nicht, eine Therapie in Anspruch zu nehmen. Eine Therapie kann auch dabei helfen, die Resilienz zu stärken und in bestimmten Lebenssituationen oder -phasen unterstützen. Informiere dich am besten über die verschiedenen Therapieformen und welche gerade in diesem Moment zu dir sowie deiner Situation passt. Dann kannst du nach entsprechenden Therapeut:innen suchen und sie kontaktieren.

Hilfreiche Links dazu findest du im Anhang (siehe Seite 195).

Hochsensibilität – Fluch und Segen?

Im März 2018 habe ich auf meinem Blog folgenden Text veröffentlicht:

Ich bin unglaublich schnell zu begeistern und ich bin begeistert von Dingen, denen andere Menschen nicht einmal Beachtung schenken. Mein Bauchgefühl ist fast immer richtig und manchmal macht mir meine Fähigkeit für Vorhersagen selbst Angst. Laute Musik kann ich oftmals nicht lange aushalten. Menschenmengen strengen mich unfassbar an. Ich brauche immer die Möglichkeit, mich zurückziehen zu können oder von einer Party gehen zu können, wann ich möchte. Im Café kann ich mich selten nur auf meine Begleitung konzentrieren – ich bekomme alle Gespräche der Tische um uns herum mit. Ist mein Gegenüber schlecht gelaunt, schwappt diese Laune nicht selten auf mich über. Erzählt mir jemand von seinem Liebeskummer, weine ich mit ihm, und mir kann es noch Stunden nach dem Gespräch nicht gut gehen. Gedanken kann ich ewig nachhängen und ich spüre manchmal den Schmerz der ganzen Welt. Sobald ich Hunger habe, kann ich mich beim Arbeiten nicht mehr konzentrieren oder kann auch keinen Sport machen. Ach, ich könnte dir noch so viele weitere Dinge aufzählen.

Bevor ich wusste, was Hochsensibilität ist, habe ich immer gedacht, an mir wäre irgendetwas falsch. Andere Menschen können den ganzen Tag arbeiten und dann abends feiern gehen – bis morgens um 8 Uhr.

»Ach, eine Stunde kannst du noch bleiben!«, »Stell dich

nicht so an!«, »Sei nicht so sensibel!« – auch solche Sprüche könnte ich dir massig aufzählen.

Es war für mich eine Erleichterung, als ich vom Thema Hochsensibilität erfahren habe – ich bin nicht allein. Ich bin nicht falsch. Mein Gehirn funktioniert nur etwas anders, und ja, ich bin sensibler als andere. Aber das ist eine Gabe, die man für sich nutzen kann. Vorausgesetzt, man kann damit umgehen.

Ich weiß noch genau, wie ich eines Tages im Zug von der Uni nach Hause saß und den Begriff »Hochsensibilität« in die Suchmaschine meines Handys eingab. Ich suchte nach einer Antwort auf die Frage, warum ich den Eindruck hatte, dass etwas mit mir nicht stimmt. Zuvor hatte ich mit einer Kommilitonin gesprochen, die mir unter Tränen von ihrer frischen Trennung erzählt hatte. Ich saß unendlich traurig und niedergeschlagen im Zug, obwohl nicht *ich* mich getrennt hatte, sondern sie. Wie eine Welle war ihre Traurigkeit auf mich übergeschwappt und ich litt mit ihr mit – auch noch nach dem Gespräch, als sie sich schon lange beruhigt hatte. In meiner Suche wurde ich schnell fündig und ich las ein paar Artikel zum Thema Hochsensibilität. Schon während der ersten Sätze fühlte ich vor allem Erleichterung. An mir ist nichts falsch. Es gibt viele Menschen, die sensibler sind als andere. Zur Sicherheit machte ich dennoch einen Online-Test nach dem anderen und jeder der Tests kam zum gleichen Ergebnis: hochsensibel.

Alle Menschen nehmen Reize und Informationen aus ihrer Umwelt auf, die das Gehirn dann verarbeitet. Die meisten Informationen werden jedoch vom Gehirn automatisch herausgefiltert. Ist ein Mensch hochsensibel, ist dieser Filter im

Gehirn nicht so stark ausgeprägt. Ein hochsensibler Mensch nimmt daher nicht nur viel mehr Reize wahr, sondern spürt diese auch sehr viel intensiver. Das gilt insbesondere für Lärm, Licht und Temperaturen. Hunger, Durst oder Menschenansammlungen können ebenso eine Belastung darstellen. Gleichzeitig reagiert er schneller und verarbeitet tiefgreifender. Darüber hinaus können sich Hochsensible, dank ihrer intensiveren Wahrnehmung, sehr gut in ihre Mitmenschen hineinversetzen.

Wenn du das liest, fällt dir möglicherweise die Parallele zur Migräne auf – vielleicht passt diese Beschreibung sogar auf dich. Ich bin weder Ärztin noch Psychologin, und wie erwähnt, steht die Forschung noch am Anfang, jedoch erkenne ich eindeutig beim Thema Hochsensibilität die Parallele zu Migräne. Es ist schließlich bei uns Menschen mit Migräne auch so, dass unser Gehirn sensibler auf Reize reagiert.

Wahrscheinlich sind nicht alle Menschen mit Migräne hochsensibel und mit Sicherheit haben auch nicht alle hochsensiblen Menschen Migräne. Ich persönlich habe aber durchaus einen Zusammenhang bei mir erkannt.

Bei Hochsensibilität handelt es sich um keine Krankheit und die Wissenschaft sucht noch immer nach Antworten. Diverse Psycholog:innen beschäftigten sich jedoch schon mit dem Thema, dass manche Menschen sensibler sind als andere. Beispielsweise wurde herausgefunden, dass 20 bis 30 Prozent der Menschen hochsensibel sind. Die Ursache liegt wahrscheinlich zum einen in der genetischen Veranlagung und zum anderen in einer veränderten Aktivität der Strukturen im Gehirn.[58]

Hochsensibilität kann als Fluch und als Segen betrachtet werden – ich selbst kann die Hochsensibilität in den meisten Fällen als Segen sehen. Ich sehe die Vorteile, die die Hochsensibilität mit sich bringt, und nutze diese für mich. Trotzdem gibt es manchmal Tage, an denen ich einen Raum betrete und nicht weiß, wo plötzlich meine schlechte Laune herkommt. Ich versuche mich im Alltag von den Stimmungen anderer abzugrenzen, doch immer funktioniert das nicht. Manchmal nehme ich einfach zu viel wahr und habe den Eindruck, zu viel zu fühlen.

Auf der anderen Seite gehört zu den Vorteilen der Hochsensibilität gerade diese hohe Empathiefähigkeit. Hochsensible Menschen können sich besser in andere hineinversetzen und nehmen wahr, wenn sich die Stimmung ihres Gegenübers verändert. Weil weniger Reize der Umwelt vom hochsensiblen Gehirn als »unwichtig« eingestuft werden, haben die betroffenen Menschen ein gutes Auge für Details und komplexe Strukturen. Auch erfassen sie Zusammenhänge schneller, was insgesamt eine gute Intuition zur Folge hat. Zudem ist ihr Erinnerungsvermögen stark ausgeprägt – auch über einen langen Zeitraum hinweg.

Die intensive Wahrnehmung führt auch dazu, dass Gefühle – positive wie negative – intensiver wahrgenommen werden. Das kann ein Vorteil, aber leider auch ein Nachteil sein. Ebenso kann das Wahrnehmen von Stimmungen der Mitmenschen als negativ oder erschöpfend empfunden werden, wenn die eigene Stimmung hochsensibler Menschen dadurch beeinträchtigt wird.

Mir hat es geholfen, dass ich mich in Abgrenzung geübt habe. Heute kann ich mit*fühlen*, ohne mitzu*leiden*. Achtsamkeitsübungen haben mich dabei unterstützt, zu erkennen, was meine eigenen Gefühle sind, und mich klarer von den Gefühlen anderer abzugrenzen.

Ein weiterer Nachteil der Hochsensibilität ist die starke Selbstkritik, denn hochsensible Menschen neigen sehr zum Perfektionismus und sind sehr kritisch sich selbst gegenüber. Zudem fällt es hochsensiblen Menschen schwerer, sich selbst Pausen zu gönnen, sich an erste Stelle zu setzen oder zu akzeptieren, dass nicht immer alles nach Plan läuft.

Kommen viele Dinge im Alltag zusammen und sind hochsensible Menschen vielen Reizen auf einmal ausgesetzt, kommt es schnell zur Reizüberflutung. Dies hat beispielsweise Erschöpfung, Müdigkeit oder Kraftlosigkeit als Folge. Vielleicht erinnerst du dich an mein Beispiel mit dem Regenfass – bei Menschen mit Migräne steht an dieser Stelle oft die Migräneattacke.

Was mir im Alltag hilft

- Entspannungstraining, vor allem Achtsamkeitstraining
- »Nein«-sagen und Abgrenzung lernen
- Selbstfürsorge
- Zeit mit mir allein verbringen und mir Ruhe gönnen

Vielleicht kennst du das Thema Hochsensibilität schon. Vielleicht hast du dich aber auch an dem ein oder anderen Punkt wiedererkannt und dich zuvor noch nie mit Hochsensibilität in Verbindung gebracht. Ich greife dieses Thema auf, da es mir sehr am Herzen liegt. Informationen über Hochsensibilität bekommst du nicht in der Schule und Ärzt:innen weisen oft nicht darauf hin oder kennen sich einfach nicht damit aus. Und genau weil ich selbst lange nicht wusste, dass ich hochsensibel bin, und dachte, ich sei irgendwie falsch, möchte ich dich für einen möglichen Zusammenhang sensibilisieren.

Es gibt im Internet einige Selbsttests, mit denen du herausfinden kannst, ob du hochsensibel bist. Wie zu allen Kapiteln findest du weiterführende Links im hinteren Teil des Buches, und falls du noch mehr über das Thema erfahren möchtest, kannst du auf den genannten Internetseiten oder in den Büchern noch mehr nachlesen.

Nachwort

Als ich im Dezember 2018 meinen Podcast als ersten Migräne-Podcast im deutschsprachigen Raum veröffentlichte, hatte ich ehrlich gesagt keine Ahnung, was ich damit in Gang setzte. Auch als ich ein Vierteljahr später am letzten Tag meiner Neuseelandreise den Instagram-Account zum Podcast erstellte, war mir das noch nicht so richtig klar geworden. Bis zu diesem Zeitpunkt hatte ich schließlich nur Selbstgespräche mit meinem Mikrofon und zwischendurch mal ein virtuelles Interview geführt. Mit dem Instagram-Account bekam ich plötzlich Feedback – ziemlich viel Feedback sogar. Aus einer Handvoll Followern wurden immer mehr und mein Account ist inzwischen zu einem der größten deutschsprachigen Migräne-Accounts herangewachsen. Und jetzt habe ich ein Buch geschrieben – die Erfüllung eines Traums, den ich hatte, seit ich schreiben kann.

Meine Arbeit rund um »Unwetter im Kopf« umfasst viele Stunden pro Woche – größtenteils unbezahlt und während meiner Freizeit. In den letzten Jahren war ich damit in Zeitschriften,

Zeitungen und sogar im Fernsehen präsent. Ich durfte einige Vorträge halten und war in Podcasts und weiteren Online-Formaten zu Gast. Ich bin unglaublich dankbar dafür, dass Migräne in der Öffentlichkeit eine immer größere Rolle spielt und auch die Belastung, die diese Krankheit mit sich bringt, mehr in den Fokus gerückt wird. Dennoch erreichen mich täglich Nachrichten, in denen mir Menschen ihre Geschichte erzählen, und die meisten ähneln sich. Häufig ist von Unverständnis im Umfeld die Rede, von mangelnder Aufklärung seitens Ärztinnen und Ärzten und von dem Gefühl, mit der Krankheit ganz alleine dazustehen. Mit jeder Nachricht, die mich erreicht, wird mir bewusst: Es liegt noch ein langer Weg vor uns. Dieser Weg wird an vielen Stellen anstrengend sein. Denn es ist anstrengend, immer wieder für sich einzustehen. Ebenso ist es anstrengend, all die vorbeugenden Maßnahmen auszuprobieren, immer wieder Hoffnung aufzubringen und am Ende vielleicht trotzdem eine Enttäuschung zu erleben. Hinzu kommt, dass jede Attacke auf ihre eigene Weise anstrengend ist und die Attacken das Leben regelmäßig stillstehen lassen.

Dennoch möchte ich dir Mut machen: Du bist nicht allein. Und ich ziehe den Hut vor jeder einzelnen Person, die im Podcast-Interview ihre Geschichte mit mir und den Hörer:innen geteilt hat. Sie stehen für einen Bruchteil der Menschen mit Migräne in Deutschland, aber sie zeigen einerseits, wie individuell Migräne sein kann, und teilen andererseits ihre Geschichte, um anderen Mut zu machen. Wir sind nicht allein. Wir sind viele.

Es macht mir Hoffnung, dass sich in den letzten Jahren einiges in der Migräneforschung getan hat. Meine aktuelle medikamentöse Prophylaxe hat es vor einigen Jahren noch nicht gegeben und umso dankbarer bin ich, dass die Forschung hier immer wieder neue Erkenntnisse erlangt. Wer weiß, was die Zukunft bringt.

Ich möchte dir Mut machen, zur Expertin oder zum Experten für deine Krankheit zu werden. Du darfst – und sollst – für dich einstehen und dir das beste medizinische Team für dich suchen, das es in deiner Umgebung gibt. Scheue dich nicht, auch deiner Ärztin oder deinem Arzt zu widersprechen und anderer Meinung zu sein. Und was mir besonders am Herzen liegt: Migräne ist zwar keine psychische Erkrankung, aber sie kann dein Leben belasten. Wenn du eine Situation nicht mehr allein bewältigen kannst oder sie für dich aussichtslos aussieht, dann darfst du dir psychologische Hilfe holen. Psychotherapeut:innen sind darin geschult, Menschen in schwierigen Lebenssituationen optimal zu unterstützen und eine Therapie übernimmt deine Krankenversicherung. Niemand hat dich auf ein Leben mit einer Erkrankung vorbereitet und deshalb musst du das nicht allein schaffen, damit umzugehen. Einige Links für die Suche von Therapieplätzen findest du im Anhang.

Und nun danke ich dir von ganzem Herzen, dass du dieses Buch gelesen hast. Ich kann dir gar nicht sagen, wie viel mir das bedeutet. Wenn es dir gefallen hat, empfiehl es gerne weiter – auch Menschen ohne Migräne. Vielleicht können sie dadurch ein wenig mehr Verständnis entwickeln. Ich hoffe sehr, dass ich dir einige neue Impulse und vielleicht auch ein wenig Inspiration mitgeben konnte. Lerne Verantwortung für dich und deine Gesundheit zu übernehmen – es lohnt sich.

Ich wünsche dir von Herzen möglichst viele gute Tage. Folge mir gerne auf Instagram (@unwetterimkopf) und schreibe mir, wie dir das Buch gefallen hat.

Alles Liebe
Deine Sabrina 🤍

Dank

Ich liebe es, Danksagungen zu lesen. Nun merke ich aber, wie schwer es ist, sie selbst zu verfassen. Ich habe diese hier nun bereits wahrscheinlich öfter verworfen als alle Kapitel des Buches zusammen.

Mein größter Dank gilt den Menschen, die meinen Podcast hören, mir auf Instagram folgen und/oder in meiner Facebook-Gruppe sind – DANKE dafür, dass ihr so eine liebenswerte Community seid. Ohne euch gäbe es *Unwetter im Kopf* nicht.

Direkt danach möchte ich meiner Agentin **Sabrina Haja** von der Agentur Tatwort danken, denn ohne dich gäbe es dieses Buch nicht und du kamst genau zur richtigen Zeit. Ich danke dir von Herzen für deine Unterstützung und deine Geduld.

Außerdem danke ich dem ganzen Team des **Goldmann Verlags** für das Vertrauen und die Betreuung. Danke an all die Menschen, die sich für mein Buch eingesetzt haben – insbesondere Stella Christiansen und Cornelia Hanke für die Begleitung als Lektorinnen sowie Angelika Lieke als Redakteurin.

Vielen Dank an meine **Eltern** für all die Unterstützung und Fürsorge in meinem Leben. Wahrscheinlich versteht ihr nur einen Bruchteil von dem, was ich mache, aber trotzdem unterstützt ihr mich, wo ihr nur könnt, und dafür kann ich euch nicht genug danken. Ich liebe euch.

Keine Worte können beschreiben, wie sehr ich dir dafür danke, dass du in meinem Leben bist. Niemand weiß mehr über mich. **Marie** – *you are my person*. Danke für alles.

Anna, Dominik, Lukas, Marie, Michelle, Nora, Sandra, Selina – die Namen sind hier zwar aus verschiedenen Freundschaftsgruppen zusammengewürfelt, aber ich danke euch für all die Jahre unserer Freundschaft und die Momente, die uns verbinden.

Vielen Dank an **Prof. Dr. med. Dagny Holle-Lee** für das Lesen der medizinischen Teile des Buches. Das bedeutet mir viel. Und danke für all die Aufklärungsarbeit, die du leistest.

Danke für den Austausch über all die Jahre und die vielen Sprachnachrichten (oder eher Podcasts?), **Kathrin**. Du weißt, ich bin doch nie mehr als nur einen Herzschlag entfernt.

Danke an meine Masterminds – **Jahn und Torsten** – für die Unterstützung, die Inspiration und den Austausch. Danke auch an meine Mentorin **Antonia Reinhard** für all die Ideen und die Motivation.

Danke an das **Team der MigräneLiga** für die vielen Projekte, die wir gemeinsam meistern. Allen voran **Veronika**: Es ist unglaublich, was du ehrenamtlich leistest. Danke auch dafür, dass du einige Seiten dieses Buches gelesen und mir Feedback gegeben hast.

Mein letzter Dank gilt meinem **Team**. Wir verbringen so viel Zeit miteinander und es ist nicht selbstverständlich, dass ich so offen mit euch sein kann. Danke.

Anhang

Glossar

CGRP (Calcitonin Gene-Related Peptide)
Neuropeptid, das eine wichtige Rolle bei der Entstehung von Migräneattacken spielt.

Ditane
Eine neue Klasse von Medikamenten, die im Akutfall – also während einer Migräneattacke – eingesetzt werden können. Sie eigenen sich besonders für Menschen, die keine Triptane nehmen können.

DMKG (Deutsche Migräne- und Kopfschmerzgesellschaft)
Der Verein wurde 1979 von Kopfschmerzwissenschaftler:innen gegründet und hat heute mehr als 700 Mitglieder unterschiedlicher Fachrichtungen.

EEG (Elektroenzephalografie)
Neurologisches Diagnoseverfahren, das elektrische Aktivitäten im Gehirn misst und diese grafisch darstellt.

Gepante

Eine neue Klasse der Medikamente zur Behandlung von Migräne. Je nach Art können Gepante entweder sowohl als Akutmedikament als auch als Prophylaxemedikament oder aber ausschließlich als Prophylaxemedikament eingesetzt werden.

ICHD-3

Internationale Klassifikation aller Kopfschmerzerkrankungen, die von der *International Headache Society (IHS)* erarbeitet wurde und regelmäßig aktualisiert wird.

International Headache Society (IHS)

Internationale Gesellschaft, 1981 in Großbritannien gegründet. Ziel der mehr als 1000 Mitglieder ist es, die Erforschung und Behandlung von Kopfschmerzen zu fördern. Herausgeber der *ICHD-3*.

Medikamentenübergebrauchskopfschmerz (MÜK)

Kann entstehen, wenn an mindestens zehn Tagen im Monat Kopfschmerzmedikamente eingenommen werden. In diesem Fall kann die Einnahme zu verstärkten Schmerzen führen.

Menstruationsassoziierte Migräne

Migräneattacken, die gehäuft während der Periode, aber auch noch an anderen Tagen auftreten.

Menstruelle Migräne

Migräneattacken, die ausschließlich im Zusammenhang mit der Periode auftreten.

Migraine sans migraine
Migräneattacke ohne Kopfschmerzen, auch »typische Aura ohne Kopfschmerz« genannt.

MRT (Magnetresonanztomografie)
Verfahren, das mittels Magnetfeldern und Radiowellen Schnittbilder des Körpers erstellt.

Nachteilsausgleich
Ist im Sozialrecht verankert und soll die Chancengleichheit behinderter Menschen sichern und Diskriminierung verhindern.

OnabotulinumtoxinA
Allgemein besser bekannt als Botox® und zur Behandlung von chronischer Migräne zugelassen.

Pill Shaming
Wenn Betroffene dafür verurteilt werden (oder sich selbst verurteilen), dass sie Medikamente einnehmen, bezeichnet man dies als Pill Shaming.

Prodromi
Prodromi oder Prodromalphase bezeichnet die erste Phase – quasi eine »Vorphase« – einer Migräneattacke.

Prophylaxe
Vorbeugende Maßnahmen. In der Migränetherapie wird zwischen medikamentöser und nicht medikamentöser Prophylaxe unterschieden.

Resilienz

Psychische Widerstandskraft; die Fähigkeit, Krisen zu bewältigen.

Status migraenosus

Bezeichnung für eine Migräneattacke, die über 72 Stunden andauert.

Trigger

Auslöser – nicht Ursache – einer Migräneattacke. Das kann beispielsweise grelles Licht, Lärm oder Stress sein.

Triptane

Medikamente, die als Schmerzmittel bei Migräneattacken (also im Akutfall) eingesetzt werden. Es gibt sieben verschiedene Triptane.

10–20-Regel

Die Regel besagt, dass an maximal zehn Tagen pro Monat Schmerzmittel und Triptane genommen werden dürfen und 20 Tage im Monat keine Schmerzmittel und Triptane eingenommen werden sollen.

Bonusmaterial

Als Bonusmaterial findest du online einige Audiodateien mit Entspannungsübungen auf folgender Seite:

www.penguin.de/wolf-unwetter

Weiterführende Links

Deutsche Migräne- und Kopfschmerzgesellschaft (Wissen über Migräne): www.dmkg.de/therapie-empfehlungen/migraene

MigräneLiga e. V. Deutschland (Selbsthilfegruppen, Online-Seminare und mehr): www.migraeneliga.de

Migräne am Arbeitsplatz: www.migraene-am-arbeitsplatz.de

Schmerzklinik Kiel (Informationen über Migräne): https://schmerzklinik.de/service-fuer-patienten/migraene-wissen

Expert:innensuche:

- Deutsche Migräne- und Kopfschmerzgesellschaft: www.dmkg.de/kopfschmerzexperten
- MigräneLiga: www.migraeneliga.de/arzte-und-kliniken
- Schmerzklinik Kiel: https://schmerzklinik.de/service-fuer-patienten/vor-und-nachsorge

Psychotherapieplatz finden:

- Deutsche PsychotherapeutenVereinigung e. V.: www.dptv.de/psychotherapie/psychotherapeutensuche
- 116 117 Patientenservice: www.116117.de/de/psychotherapie.php
- Pro Psychotherapie e. V.: www.therapie.de/psyche/info

Buchempfehlungen

Göbel, Hartmut: Erfolgreich gegen Kopfschmerzen und Migräne. Springer, Berlin, 2020

Holle-Lee, Dagny: Diagnose Kopfschmerz und Migräne. Herbig, München, 2021

Leppert, Bianca: Ich hab' Migräne – Und was ist deine Superkraft? Komplett-Media, München, 2019

Schwarzberg, Anna Maria: Proud to be Sensibelchen. Rowohlt, Hamburg, 2019

Literatur

1 Obama, Michelle: Becoming, München, Goldmann, 2018, S.164.
2 Göbel, Hartmut: Erfolgreich gegen Kopfschmerzen und Migräne, Berlin, Springer, 2020, S.125.
3 Schmerzklinik Kiel. https://schmerzklinik.de/service-fuer-patienten/migraene-wissen/wer-leidet/ (aufgerufen 28.11.2023)
4 WHO (2004). Global Burden of Disease, S.33.
5 DMKG (2016). https://dmkg.de/presse/id-2016/articles/743 (aufgerufen 28.06.2024)
6 VPP (2016). https://vpp-piercing.de/piercing-gegen-migraene/ (aufgerufen 28.06.2024)
7 Deutsche Hirnstiftung. https://hirnstiftung.org/alle-erkrankungen/kopfschmerzen/ (aufgerufen 02.07.2024)
8 Göbel, Hartmut: Erfolgreich gegen Kopfschmerzen und Migräne, S.10.
9 Göbel, Hartmut: Erfolgreich gegen Kopfschmerzen und Migräne, S.99.
10 IHS Classification ICHD-3. https://ichd-3.org/de/1-migrane/1-2-migraene-mit-aura/1-2-1-migraene-mit-typischer-aura/1-2-1-2-typische-aura-ohne-kopfschmerz/ (aufgerufen 28.11.2023)
11 Göbel, Hartmut: Erfolgreich gegen Kopfschmerzen und Migräne, S.101.
12 DMKG. www.dmkg.de/patienten/antworten-auf-die-wichtigsten-fragen-rund-um (aufgerufen 28.11.2023)
13 Pokern, Tina: Essen gegen Kopfschmerz – warum die richtige Ernährung bei Migräne so wichtig ist. In: *Stern*, 28.04.2023. www.stern.de/gesundheit/migraene--warum-die-richtige-ernaehrung-fuer-betroffene-so-wichtig-ist-33414650.html (aufgerufen 28.11.2023)
14 Göbel, Hartmut: Erfolgreich gegen Kopfschmerzen und Migräne, S.221.
15 Radtke, A. & Neuhauser, H.: Low rate of self-awareness and medical recognition of migraine in Germany, in: *Cephalalgia*, 2012, 32: 1023–30.

16 Gaul, Charly: Chronische Migräne – wenn der Schmerz den Alltag bestimmt, in: MigräneLiga e. V. Deutschland (Hrsg.), *Migräne Magazin 60,* 2013.

17 Deutsche Migräne- und Kopfschmerzgesellschaft. www.dmkg.de/patienten/antworten-auf-die-wichtigsten-fragen-rund-um-den-kopfschmerz-onlinebroschuere/online_broschuere_spannungskopf schmerzen (aufgerufen 28.11.2023)

18 Göbel, Hartmut: Erfolgreich gegen Kopfschmerzen und Migräne, S. 124.

19 Göbel, Hartmut: Erfolgreich gegen Kopfschmerzen und Migräne, S. 145.

20 DGN Leitlinie aus Diener H.-C., Förderreuther S, Kropp P. et al., Therapie der Migräneattacke und Prophylaxe der Migräne, S1-Leitlinie, 2022, DGN und DMKG, in: Deutsche Gesellschaft für Neurologie (Hrsg.), Leitlinien für Diagnostik und Therapie in der Neurologie, S. 9.

21 Bichay, Celine: Rezeptfreie Triptane – für wen ist welches geeignet. In: *PTAheute,* 17.11.2020. www.ptaheute.de/aktuelles/2020/11/17/rezeptfreie-triptane-in-der-apotheke (aufgerufen 26.11.2023)

22 DGN Leitlinie aus Diener H.-C., Förderreuther S, Kropp P. et al., Therapie der Migräneattacke und Prophylaxe der Migräne, S1-Leitlinie, 2022, DGN und DMKG, in: Deutsche Gesellschaft für Neurologie (Hrsg.), Leitlinien für Diagnostik und Therapie in der Neurologie, S. 9.

23 DGN Leitlinie aus Diener H.-C., Förderreuther S, Kropp P. et al., Therapie der Migräneattacke und Prophylaxe der Migräne, S1-Leitlinie, 2022, DGN und DMKG, in: Deutsche Gesellschaft für Neurologie (Hrsg.), Leitlinien für Diagnostik und Therapie in der Neurologie, S. 25 und https://schmerzklinik.de/service-fuer-patienten/migraene-wissen/anfallsbehandlung/grundsaetzliches (abgerufen am 6.12.2024)

24 Jungmayr, Petra: Aktualisierte Migräne-Leitlinie: Zwei neue Wirkstoffe für die Akuttherapie, in: *DAZ.online,* 13.01.2023. www.deutsche-apotheker-zeitung.de/news/artikel/2023/01/13/neues-zur-migraeneprophylaxe-und-therapie (aufgerufen 26.11.2023)

25 Gelbe Liste/Maucher, Isabelle (2023): www.gelbe-liste.de/neue-medikamente/rayvow-lasmiditan-migraene (aufgerufen 02.07.2024)

26 Diener, H. C., Förderreuther, S., Kropp, P. et al.: Therapie der Migräneattacke und Prophylaxe der Migräne, S1-Leitlinie, in: Deutsche Gesellschaft für Neurologie (Hrsg.), Leitlinien für Diagnostik und Therapie in der Neurologie, 2022, S. 125.

27 Diener, H. C., Förderreuther, S., Kropp, P. et al.: Therapie der Migräneattacke und Prophylaxe der Migräne, S1-Leitlinie, S. 7.

28 Diener, H. C., Förderreuther, S., Kropp, P. et al.: Therapie der Migräneattacke und Prophylaxe der Migräne, S1-Leitlinie, S. 134–135.

29 Schleif, Natascha: Ernährung, Bewegung, Apps: Wie kann man Migräne-Attacken vorbeugen? *Aponet,* 05.09.2023. www.aponet.de/artikel/ernaehrung-bewegung-apps-wie-kann-man-migraene-attacken-vorbeugen-29336 (aufgerufen 30.11.2023)

30 Böhnisch, Andreas: Kopfschmerzen und Migräne: Welchen Einfluss hat die Ernährung? *SWR Aktuell,* 12.09.2023. www.swr.de/swraktuell/radio/kopfschmerzen-und-migraene-welchen-einfluss-hat-die-ernaehrung-100.html (aufgerufen 30.11.2023)

31 Hüttemann, Daniela: Zulassung für neues Migränemittel Atogepant, in: *PZ Pharmazeutische Zeitung,* 23.08.2023. www.pharmazeutische-zeitung.de/zulassung-fuer-neues-migraenemittel-atogepant-141875/ (aufgerufen 30.11.2023)

32 Breidert, M. & Hofbauer, K.: Placebo: Missverständnisse und Vorurteile, in: *aerzteblatt.de,* 01/2010. www.aerzteblatt.de/archiv/80117/Placebo-Missverstaendnisse-und-Vorurteile (aufgerufen 26.11.2023)

33 von Grätz, PG: Migränetherapie: Placeboeffekt nutzen, Noceboeffekt kennen! In: *Springer Link,* 03.10.2017. https://link.springer.com/article/10.1007/s15202-017-1813-5 (aufgerufen 30.11.2023)

34 Hartmann, H. & Bingel, U.: Wenn der Beipackzettel krank macht, in: *Spektrum.de,* 11.06.2023. www.spektrum.de/news/noceboeffekt-wenn-der-beipackzettel-krank-macht/2143656 (aufgerufen 30.11.2023)

35 Diener, H. C., Förderreuther, S., Kropp, P. et al.: Therapie der Migräneattacke und Prophylaxe der Migräne, S1-Leitlinie, S. 7, 131.

36 Göbel, Hartmut: Erfolgreich gegen Kopfschmerzen und Migräne, S. 166–167.

37 Göbel, Hartmut: Erfolgreich gegen Kopfschmerzen und Migräne, S. 78.

38 Göbel, Hartmut: Erfolgreich gegen Kopfschmerzen und Migräne, S. 353.

39 Diener, H. C., Förderreuther, S., Kropp, P. et al.: Therapie der Migräneattacke und Prophylaxe der Migräne, S1-Leitlinie, S. 43.

40 Diener, H. C., Förderreuther, S., Kropp, P. et al.: Therapie der Migräneattacke und Prophylaxe der Migräne, S1-Leitlinie, S. 43.

41 Gendolla, Astrid: Wenn die Hormone schuld sind, in: Migräne-Liga e. V. Deutschland (Hrsg.), Migräne bei Frauen, Oktober 2021, S. 57–58.

42 Göbel, Hartmut: Erfolgreich gegen Kopfschmerzen und Migräne, S. 354.

43 Göbel, Hartmut: Erfolgreich gegen Kopfschmerzen und Migräne, S. 361.

44 Schmerzklinik Kiel (o. D.). Klinische Erscheinungsbilder und Entstehung der Migräne. https://schmerzklinik.de/klinische-erscheinungsbilder-und-entstehung-der-migraene/ (aufgerufen 20.11.2023)

45 Hegerl, Ulrich (o. D.): Was ist eine Depression? In: Stiftung Deutsche Depressionshilfe und Suchtprävention. www.deutsche-depressionshilfe.de/depression-infos-und-hilfe/was-ist-eine-depression (aufgerufen 30.11.2023)

46 Voderholzer, U. & Pycha, R. (o. D.): Was ist eine Depression? In: *Neurologen und Psychiater im Netz.* www.neurologen-und-psychiater-im-netz.org/psychiatrie-psychosomatik-psychotherapie/stoerungen-erkrankungen/depressionen/#:~:text=Eine%20an haltende%20 gedr%C3 %BCckte%20Stimmung%2C%20eine,sind %20m%C3 %B6gliche%20Anzeichen%20einer%20Depression. (aufgerufen 30.11.2023)

47 Bandelow, B. & Rufer, M. (o. D.): Was sind Angsterkrankungen bzw. Angststörungen. In: *Neurologen und Psychiater im Netz.* www.neurologen-und-psychiater-im-netz.org/psychiatrie-psycho somatik-psychotherapie/stoerungen-erkrankungen/angsterkrank ungen/ (aufgerufen 30.11.2023)

48 Witthuhn, Barbara: Gebärmutterwucherungen bereiten

Frauen Kopfschmerzen. In: *Bild der Wissenschaft*, 29.10.2004. www.wissenschaft.de/erde-umwelt/gebaermutterwucherungen-bereiten-frauen-kopfschmerzen/ (aufgerufen 30.11.2023)

49 Maitrot-Mantelet, L., Hugon-Rodin, J., Vatel, M. et al.: Migraine in relation with endometriosis phenotypes: Results from a French case-control study, in: *Cephalalgia*, 06.12.2019. https://pubmed.ncbi.nlm.nih.gov/31810400/ (aufgerufen 30.11.2023)

50 Endometriose Vereinigung Deutschland e. V. www.endometriose-vereinigung.de/was-ist-endometriose/ (aufgerufen 30.11.2023)

51 Andrée, Colette: 8 Gründe, warum Unternehmen Migräne-Patienten anstellen sollten, in: MigräneLiga e. V. Deutschland (Hrsg.), *Migräne Magazin* 98, 2022.

52 Schmerzklinik Kiel (2020). https://schmerzklinik.de/weltkopf schmerztag-2020-kopfschmerzen-und-migraene-fakten/ (aufgerufen 29.11.2023)

53 Schmerzklinik Kiel. https://schmerzklinik.de/klinische-erscheinungs bilder-und-entstehung-der-migraene/ (aufgerufen 30.11.2023)

54 Wetzel, Maria: Gegen Schwänzen ist nichts zu machen. In: *Stuttgarter Nachrichten*, 13.07.2012. www.stuttgarter-nachrichten.de /inhalt.schulschwaenzen-gegen-schwaenzen-ist-nichts-zu-machen.785fd6a9-090c-4437-80f0-810cc4b27809.html (aufgerufen 30.11.2023)

55 WHO (2004). Global Burden of Disease, S. 33.

56 Betanet (o. N.): Migräne > Schwerbehinderung, 16.082023. www.betanet.de/migraene-schwerbehinderung.html (aufgerufen 12.11.2023)

57 Deutsche Schmerzgesellschaft: www.schmerzgesellschaft.de/top navi/news-presse/pressemeldungen/pressemeldung-einzelansicht?tx_news_pi1%5Baction%5D=detail&tx_news_pi1%5Bcontroller%5D=News&tx_news_pi1%5Bnews%5D=819&cHash=4226c8f26cd9ddc59bbc1188d5ba3bc6#:~:text=Deutsche%20Schmerz (aufgerufen 04.07.2024)

58 Feichter, Martina: Hochsensibilität: Entstehung, Merkmale, Tipps, in: *NetDoktor*, 08.03.2021. www.netdoktor.de/krankheiten/hoch sensibilitaet/ (aufgerufen 30.11.2023)

Register